FORÇA DINÂMICA

CIP-BRASIL. CATALOGAÇÃO NA PUBLICAÇÃO
SINDICATO NACIONAL DOS EDITORES DE LIVROS, RJ

S474f
Semiatzh, Marcelo
   Força dinâmica : postura em movimento / Alexandre Blass, Marcelo Semiatzh. – São Paulo : Summus, 2014.
   il.

   Inclui bibliografia
   ISBN 978-85-323-0954-9

   1. Mecânica humana. 2. Sistema musculoesquelético – Fisiologia. 3. Biomecânica. 4. Movimento. I. Semiatzh, Marcelo. II. Título.

14-15850   CDD: 613.76
                                            CDU: 612.7

www.summus.com.br

Compre em lugar de fotocopiar.
Cada real que você dá por um livro recompensa seus autores
e os convida a produzir mais sobre o tema;
incentiva seus editores a encomendar, traduzir e publicar
outras obras sobre o assunto;
e paga aos livreiros por estocar e levar até você livros
para a sua informação e o seu entretenimento.
Cada real que você dá pela fotocópia não autorizada de um livro
financia o crime
e ajuda a matar a produção intelectual de seu país.

FORÇA DINÂMICA
Postura em movimento

Alexandre Blass e Marcelo Semiatzh

FORÇA DINÂMICA
Postura em movimento
Copyright © 2014 by Alexandre Blass e Marcelo Semiatzh
Direitos desta edição reservados por Summus Editorial

Editora executiva: **Soraia Bini Cury**
Assistente editorial: **Michelle Neris**
Coordenador editorial: **Luciano Vaz F. Ramos**
Fotografias: **José Gabriel Silveira Lindoso**
Ilustrações anatômicas: **Caroline Falcetti**
Capa: **Daniel Trench**
Projeto gráfico e diagramação: **Crayon Editorial**
Impressão: **Sumago Gráfica Editorial**

Summus Editorial
Departamento editorial
Rua Itapicuru, 613 – 7º andar
05006-000 – São Paulo – SP
Fone: (11) 3872-3322
Fax: (11) 3872-7476
http://www.summus.com.br
e-mail: summus@summus.com.br

Atendimento ao consumidor
Summus Editorial
Fone: (11) 3865-9890

Vendas por atacado
Fone: (11) 3873-8638
Fax: (11) 3872-7476
e-mail: vendas@summus.com.br

Impresso no Brasil

Às forças contínuas em nossa vida:
Renata, Jonas, Laura e Alexandre;
Andrea, Maria e Gonçalo.
Àqueles que, direta ou indiretamente, possam de
alguma forma se beneficiar desta metodologia.

Sumário

Prefácio 9
Apresentação 11
Introdução 13
    O dia em que os seres humanos entenderam a força da gravidade 13
    Enviamos um robô a Marte, mas ainda não aprendemos
    a andar corretamente 15
    É possível modificar e aprimorar o modo de se mover sobre a terra 18
    A sociedade de consumo e o sedentarismo 20
    A análise do movimento por imagem e a tecnologia 22

1 Os principais conceitos do método de força dinâmica 25
    Força dinâmica 25
    Biomecânica 31
    Força 32
    Força da gravidade 32
    Força do peso corporal 32
    Força de atrito 33
    Força de reação ao solo 33
    Força de propulsão e propulsão do centro de massa 34
    Força de motivação 35
    Percepção cinestésica 36
    Adaptações fisiológicas aos exercícios 38
    Comportamento motor: controle, desenvolvimento e aprendizagem 43
    Controle postural 54

As informações sensoriais e a tomada de decisão no controle postural.... 54
O conceito de coordenação motora 55
O conceito de rotação óssea durante o movimento articular 56
O conceito de lateralidade motora e a assimetria na aplicação de força. . . 57
Como determinar a lateralidade. 59
Força dinâmica e a modificação dos padrões motores e da força corporal . 60
A organização dos exercícios de força dinâmica 62

2 A propagação de força pelo corpo 65
As forças que atuam no corpo parado em pé 67
As articulações na posição parado em pé segundo a força dinâmica 70

3 A marcha. 99
A evolução da marcha 99
A função da marcha 104
As fases da marcha 105
Relações entre as forças e as fases da marcha 106
Observação do corpo nas fases da marcha e exercícios específicos 112

4 Conclusão 141

5 Exercícios de força dinâmica. 143
Posições corporais solicitadas e instruções para o parado em pé 143
Exercícios de força dinâmica para o parado em pé 144
Exercícios de força dinâmica para a marcha 146

Referências bibliográficas 159

Prefácio

EXISTE UMA GRANDE LACUNA ENTRE o conhecimento empírico e as bases científicas em uma variedade de fenômenos e relações. A ciência evolui para atender às necessidades de informação mais prementes de determinada sociedade e época e, muitas vezes, apenas tange problemas relevantes relacionados ao cotidiano. Na ciência acadêmica há claramente movimentos que pressionam pela abordagem de um ou outro tópico, problema ou visão que, não raro, segue moda ou demandas específicas dos gestores da sociedade e associam-se a uma maior visibilidade do cientista e ao maior fomento na área. Pode-se assim afirmar, sem leviandade, que muitos aspectos da biologia que mereceriam devoção e estudo nos métodos formais acabam não sendo abordados. São exemplos dessa dissociação a aplicação popular de produtos naturais e uma miríade de outros, incluindo um corpo de conhecimento empírico sobre a atividade física que é continuamente estabelecido por praticantes de diversos esportes e profissionais na área de treinamento físico e de saúde do esporte. A literatura científica formal relacionada ao estudo do movimento humano vem crescendo, mas não na velocidade, profundidade e abrangência necessárias ao entendimento dos processos físicos e biológicos a ele relacionados.

É mister que um esforço seja empreendido no sentido de estabelecermos uma relação entre o que é observado na rotina de esportistas e profissionais do esporte e da saúde e os fenômenos mecânicos e biológicos associados estritamente dentro do método científico. É essa a enorme virtude da presente publicação, na qual os autores, profissionais de vasta experiência no atendimento de indivíduos sedentários, com dificuldades motoras de variadas etiologias, e de atletas recreacionais e profissionais, intentam estabelecer o vínculo entre o que acontece na prática e as bases científicas associadas.

Conheci esses profissionais em uma palestra ministrada a triatletas, quando me encantei com a visão singular e original que apresentavam sobre fenômenos biomecânicos e metabólicos na prática da atividade física. Embora detenham conhecimento extenso sobre a plêiade de informações e correntes de pensamento e atuação em suas áreas (quer treinamento, quer terapia), não se atêm a elas. Ao contrário, propõem continuamente novas abordagens e olhares inéditos sobre os problemas que lhes chegam no dia a dia. Assim, lograram construir uma nova proposta de compreensão e atuação, que agrega um olhar minucioso e uma ruptura dos conceitos que regeram por muito tempo a conduta dos profissionais atuantes na atividade física.

As observações e os comentários dos autores levaram-me a buscar uma maior proximidade com a aplicação de suas teorias. Fui, dessa forma, cobaia e interlocutora de seus métodos empíricos, tendo aprimorado (nos dois anos de intenso convívio) meus movimentos no caminhar, no correr e na arte marcial que pratico há mais de 28 anos, o caratê shotokan tradicional. Os resultados foram para mim surpreendentes, assim como aqueles que observava ocorrer em toda sorte de indivíduos com os quais os autores trabalhavam. Minha atuação, como professora associada ao Instituto de Ciências Biomédicas da Universidade de São Paulo, há 20 anos, na área de medicina translacional (que pretende justamente levar o conhecimento científico de bancada para a aplicação em saúde e esporte), levou-nos em conjunto à proposta de amealhar um estofo de formalidade científica à visão dos autores. Assim, estudamos na atualidade as bases metabólicas associadas aos processos que eles abordam na clínica.

O livro fornece ao leitor a oportunidade de mergulhar nesse olhar inovador subsidiado pela prática, além de explicações e discussões, da perspectiva do método científico. A invulgar cultura geral que os autores detêm deu origem, consequentemente, a uma publicação que fornece ideias inovadoras, substanciadas por aspectos de observação histórica, clínicos e científicos.

Marilia Seelaender
Ph.D., livre-docente do Instituto de Ciências Biomédicas da
Universidade de São Paulo

Apresentação

INSUFICIENTEMENTE EXPLORADO PELOS diferentes profissionais da área corporal, o potencial de treinamento de força durante uma caminhada é o tema central do método força dinâmica.

Compreender como se dá a aplicação de força num ato tão simples como a marcha humana requer atenção, interesse e conhecimento de como acontecem suas diferentes fases. E o que dizer da posição parado em pé? Muitos se perguntam de que modo reagimos à ação gravitacional que nos achata constantemente. Entendemos que se deve aplicar uma força que possa empurrar o solo e, consequentemente, nossos ossos? Como fazer isso? Acordar-nos para essas questões e propor respostas para elas são os desafios desta obra.

Os autores estruturaram este livro para auxiliar o estudo e a prática de fisioterapeutas, professores de educação física e profissionais do esporte e da dança, trazendo a mecânica do ato da marcha como elemento integrador do movimento humano. Além disso, procuram demonstrar – por meio de ilustrações e fotos – que somente a boa postura não garante a adequada reação à gravidade no parado em pé. Ela deve estar acompanhada da intenção de manter a força e os ajustes musculoesqueléticos necessários para sustentar a ação por determinado tempo. Ou seja, para uma boa postura em pé, deve-se somar a coordenação entre os ossos com a intenção de aplicar a força de empurrar o chão com o antepé.

O objetivo principal dos profissionais desta obra é propor o entendimento da postura como resultante das forças às quais o corpo é submetido de forma sistemática. Dito de outro modo, devemos compreender que as forças do parado em pé e da marcha interferem na postura. Para isso, lançam mão de princípios das ciências do movimento, como a biomecânica, a aprendizagem motora e a fisiologia do exercício, dando assim subsídios teóricos consistentes a uma forma inovadora de interferência nos padrões motores relacionados ao gesto motor da marcha, do cotidiano e do treinamento esportivo.

Sou uma das profissionais que se beneficiam diretamente de tais conhecimentos. Desde 2009 acompanho de perto as pesquisas de Marcelo e Alexandre, tendo incorporado à prática da ginástica holística o conceito de aplicação de força. Em 2012, apresentei no II Congresso Internacional de Ginástica Holística o resultado desse acréscimo.

Dou meu testemunho de que este livro deve ser lido, estudado e consultado e se tornar um clássico de pesquisa, pois é um guia seguro para se elaborar uma proposta de intervenção adequada de trabalho corporal, seja na clínica fisioterápica ou no ambiente de academia. Saber analisar o gesto do aluno, e não apenas a execução repetitiva de movimentos de fortalecimento muscular, tornará o profissional diferenciado e bem-sucedido.

A avaliação postural e cinemática que os autores exaustivamente procuram ensinar por meio de excelentes fotos e ilustrações do corpo na posição parado em pé e durante os gestos motores permite a identificação das forças que atuam no corpo do indivíduo. Como a força não pode ser vista, o que se observa são os efeitos de sua aplicação, como as assimetrias entre o lado direito e esquerdo relacionadas com a prática esportiva ou os padrões motores usados em situações cotidianas, como permanecer em pé ou sentado – posição esta em que as pessoas permanecem cada vez mais. Ensinar e treinar o modo de "ver" esse fenômeno são tarefas minuciosas a que se lançaram os autores deste livro.

Tendo passado pela experiência de ser aluna do método força dinâmica, posso garantir que tanto o educador físico como o fisioterapeuta utilizarão com proveito os avanços apresentados aqui. Afinal, compreender que a postura pode ser alterada por meio de um bom trabalho de aprendizagem motora – que envolva a percepção da força, da localização do corpo no espaço e do volume corporal – deve ser o mínimo que um profissional do corpo do século XXI pode oferecer a seu aluno/cliente.

Maria Emília Mendonça
Professora de ginástica holística, mestre e doutora pela PUC-SP

Introdução

O DIA EM QUE OS SERES HUMANOS ENTENDERAM A FORÇA DA GRAVIDADE

NAQUELE PRINCÍPIO DE OUTONO DO ANO DE 1666, o vento matinal trazia umidade suficiente para não deixar os habitantes de Woolsthorpe-by-Colsterworth se esquecerem de sua proximidade com o Mar do Norte. Por isso, ainda debaixo das cobertas, o jovem Issac avaliou a friagem com a qual as pedras do chão agrediriam seus pés acostumados a permanecer descalços durante o verão. Já de pé, ele procurou pelos chinelos de couro que deveriam estar havia vários meses largados debaixo da cama. Antes de calçá-los, olhou para eles como se os estivesse vendo pela primeira vez e só então notou que um deles estava mais gasto que o outro. Como se cada um pertencesse a uma pessoa diferente – o que, evidentemente, era um absurdo. Naquela época, em que a peste bubônica havia matado mais súditos ingleses em Lincoln Shire do que a guerra civil, ninguém mais visitava ninguém e, muito menos, usava uma peça de vestuário que não lhe pertencesse.

Porém, aqueles pensamentos triviais foram logo abandonados pela necessidade de decidir quanto deveria cobrar pelas sacas de beterraba que os seus peões tinham colhido para vender ao fabricante de açúcar. Nada, entretanto, que ocupasse a mente daquele recém-graduado em Cambridge por mais do que frações de segundo. Não que isso representasse alguma garantia de capacidade intelectual. O fato de a universidade ter sido temporariamente fechada por causa da epidemia obrigou-o a permanecer isolado na fazenda. E assim, aos 24 anos, com o cérebro em polvorosa por causa da abstinência da atividade acadêmica interrompida, o rapaz não teve alternativa senão refugiar-se em cálculos solitários. Estes permitiram-lhe desenvolver o teorema matemático que, desde então, obriga todo e qualquer estudante do planeta a tomar conhecimento do seu nome de família, ao aprender o binômio de Newton.

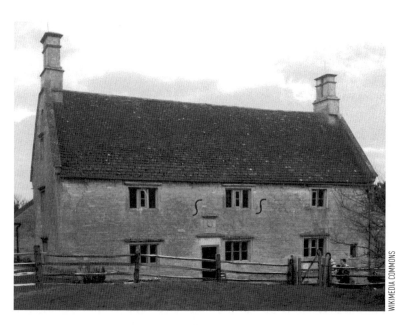

FIGURA 1
Sede da fazenda em que vivia Isaac Newton, em Woolsthorpe-by--Colsterworth (Lincolnshire, Inglaterra), quando formulou a lei da gravitação universal e elaborou o tratado *Princípios matemáticos da filosofia natural*.

Newton era o sobrenome que o jovem prodígio herdara do pai, além da propriedade rural que ele administrava a pedido da mãe. No fim do dia, depois de perambular pelo pomar para espairecer, sua atenção foi tomada por um fruto vermelho e brilhante pendurado no galho mais alto da macieira sob cuja sombra ele repousava: uma das primeiras maçãs do ano, já ameaçando cair de tão madura e suculenta. Enquanto se perguntava por que teria sido aquele o fruto proibido da Bíblia pelo qual Adão perdera o paraíso, a fruta desprendeu-se do galho e veio ao chão, diante de seus olhos.

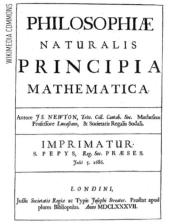

FIGURA 2
Capa da histórica publicação de Newton.

Diz uma lenda hoje muito divulgada que Isaac Newton concebeu naquele instante a lei da gravitação universal. É o que afirma seu biógrafo William Stukeley em *Memórias da vida de Sir Isaac Newton*, obra publicada em 1752, relatando uma conversa que tivera com Newton, em Kensington, no dia 15 de abril de 1726: "A noção de gravidade lhe ocorreu quando ele estava descansando num estado contemplativo e viu a queda de uma maçã". Atualmente, considera-se que o próprio Newton tenha criado essa historinha para ilustrar sua inspiração nos acontecimentos banais do cotidiano para levar adiante as suas pesquisas.

ENVIAMOS UM ROBÔ A MARTE, MAS AINDA NÃO APRENDEMOS A ANDAR CORRETAMENTE

O leitor deve ter notado que, no relato anterior, entremeamos acontecimentos documentados com fatos fictícios, como a cena em que Newton observa seus chinelos ao acordar. Assim como fez o próprio personagem, tomamos a liberdade de inventar essa passagem para ilustrar o ponto central do que queremos dizer aqui. Após a enunciação da lei da gravidade, a civilização ocidental começou a utilizar esse conhecimento para enfrentá-la e desenvolveu uma infinidade de máquinas e tecnologias para que as pessoas pudessem se locomover melhor e mais depressa pelo espaço – tanto na terra quanto nas águas, no ar e para além da estratosfera, nos confins do Sistema Solar. Desde a locomotiva a vapor, inventada em 1804, os seres humanos têm percorrido maiores extensões por terra com cada vez menos esforços orgânicos. Assim, de fato, passamos a viver em outra realidade temporal.

Menos de 350 anos depois da queda daquela maçã, já enviamos sondas espaciais a outros planetas, rompendo, portanto, a barreira da gravidade que nos prendia à estratosfera. No entanto, ainda não sabemos como corrigir plenamente os males que esse avanço tem ocasionado ao nosso organismo, agravados por hábitos cada vez mais sedentários. De modo crescente, transferimos para as máquinas grande parte do trabalho mecânico que realizávamos com nosso esforço físico.

Num exercício de imaginação, supomos que o jovem Isaac sofria de algum tipo de desequilíbrio em sua estrutura óssea e muscular, motivo pelo qual pisava mais fortemente com um pé do que com o outro – por esse motivo, o chinelo esquerdo desgastava-se mais depressa do que o direito. E, como resultado mais grave, ele claudicava ligeiramente ao caminhar e correr, ainda que não percebesse isso. Nesse caso, em vez do fruto biblicamente proibido a cair do céu, Newton receberia dos próprios sentidos a inspiração para conceber a mencionada lei da física: ele sentiria dentro de si mesmo os efeitos da gravidade dificultando inexoravelmente o seu andar e deformando progressivamente calçados, músculos, ossos e articulações. Essa ideia, de fato, foi inspirada por uma percepção do caminhar do poeta português Fernando Pessoa, a qual relatamos a seguir.

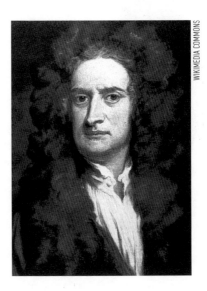

FIGURA 3
Newton num retrato de Godfrey Kneller, pintado em 1702.

Com esses exemplos, visamos mostrar que a ciência não progrediu suficientemente no estudo dos efeitos da gravidade sobre os organismos nem na aplicação dos conhecimentos da física à saúde da movimentação humana, como ocorreu com as demais áreas da tecnologia. De maneira geral, a medicina tem-se desenvolvido muito graças aos investimentos de disciplinas como a química e a biologia nos tratamentos clínicos e cirúrgicos das doenças. Porém, ainda existe um longo caminho a percorrer no terreno da prevenção e da correção dos males provenientes de hábitos eventualmente patogênicos que todos nós desenvolvemos ao realizar atos simples e corriqueiros, como andar ou correr. Prova disso é a carência de bibliografia (impressa ou eletrônica) sobre essa questão.

É tempo de tentar dar um passo além, com uma prática que permita a reorganização consciente do fluxo de forças corporais, aplicadas especialmente com relação à biomecânica e à aprendizagem motora. Esse passo já começou a ser executado, inclusive no Brasil. Nas últimas quatro décadas, as pesquisas acadêmicas nas áreas de esporte, educação física e fisioterapia têm revelado um valioso acúmulo de conhecimento acerca do movimento humano. O leitor poderá se perguntar por que só agora isso começa a acontecer. Talvez porque a capacidade de andar seja algo tão essencial para os bípedes humanos que a tendência, em quase todas as culturas, tenha sido julgá-la "natural", assim como respirar ou piscar os olhos. E será que algo considerado tão inato e espontâneo poderá sofrer interferência da vontade, por meio de uma ação consciente?

Passa despercebido à maioria de nós o fato de que andamos porque um dia nos ensinaram a fazê-lo, antes mesmo de falar. Em seu livro sobre ginástica holística, Maria Emília Mendonça explica que a aprendizagem da fala e da marcha precisa de relação social e de modelos a ser imitados. Como exemplo, ela cita o filme iraniano *A maçã*, da

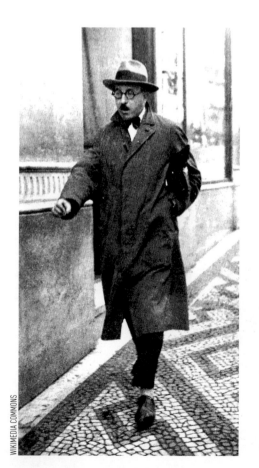

FIGURA 4
Em seu *Livro do desassossego*, publicado depois de sua morte, Fernando Pessoa (Lisboa, 1888-1935) registrava uma inquietação ligada ao ato de caminhar: "Passeava de um lado ao outro do quarto e sonhava alto coisas sem nexo nem possibilidade... Os meus chinelos velhos estavam rotos, especialmente o do pé esquerdo... eu fazia a avenida do meu quarto curto em passos largos e decididos, cumprindo com o devaneio inútil um sonho igual aos de toda a gente". Ao falar dos chinelos desiguais, com os quais atravessava a cidade sem sair do quarto, o poeta lusitano mostra ótima capacidade de observação.

diretora Samira Makhmalbaf, em que duas irmãs gêmeas de 12 anos de idade que passaram a vida trancadas em casa, sem contato com ninguém além da mãe cega e do pai que passava o dia fora, adquiriram problemas de linguagem e de locomoção. Claro que o andar, diferentemente da fala, desenvolve-se de maneira espontânea, mas precisa ser aprendido e depende de ambiente adequado. Portanto, se aprendemos algo de determinado modo, sempre será possível reaprendê-lo ou ajustá-lo a formas diferentes – como as pessoas que, pela prática de determinados hábitos profissionais, acabam modificando seu modo de caminhar. Esse é o caso das bailarinas clássicas, das modelos – que se movimentam nas passarelas de forma bem peculiar – e, inclusive, de certos povos que, para caçar na selva, pisam primeiro a ponta dos pés e, só depois, o calcanhar.

Apesar disso, o caminhar, exigência básica do dia a dia, representa uma das atividades humanas mais universais e complexas – habilidade motora que depende de vários comandos interligados do cérebro para os motoneurônios. No século XVI, depois de passar a adolescência estudando numa biblioteca, o jovem fundador de São Paulo, padre José de Anchieta, chegou ao Brasil sofrendo de grave escoliose. As dores foram minimizadas caminhando a pé pelas praias e pelas trilhas dos índios. E, segundo o pesquisador Luciano Ramos, Anchieta tornou-se mestre em fabricar alpargatas de fibra de caraguatá. Em pinturas de mestres como Benedito Calixto e Candido Portinari, o jesuíta aparece sempre descalço.

Estudos atuais sobre a movimentação humana, aliás, vêm rompendo antigos paradigmas, como a ideia há muito arraigada entre estudiosos de uma suposta simetria inerente à estrutura do corpo humano para simplificar a coleta e a análise de dados referentes ao tema do caminhar dos seres humanos. Ou seja, trata-se de uma crença em algo que, de fato, não existe. As diferenças de tamanho e força entre os membros são muito mais comuns do que se imagina.

De modo geral, durante a marcha, as pessoas tendem a priorizar a tarefa de apoio em um dos lados do corpo e a de propulsão no outro. O cérebro, porém, não percebe essa diferença porque sente nosso corpo como uma unidade. Dificilmente temos consciência disso, mas, desde que o indivíduo sinta e perceba essa desproporção, existe a possibilidade de interferir e agir sobre ela. É impossível eliminar as diversas formas de assimetria, ainda que seja viável trabalhar com elas, a fim de melhorar o controle sobre os movimentos para aprimorar a performance no caminhar e nas atividades correlatas, como correr ou dançar. Nesse aspecto, a dificuldade maior está no fato de que é muito mais fácil mudar de ideia do que modificar hábitos sedimentados há tantos anos.

Muito mais complicado ainda é corrigir ou atenuar possíveis assimetrias corporais daí decorrentes, como a que imaginamos para explicar a fictícia diferença entre os chinelos de Isaac Newton e das quais o poeta Fernando Pessoa se deu conta. Isso quer dizer que, no decorrer da existência, os ajustes feitos pelo cérebro para compensar as desigualdades entre os lados corporais tornam-se automáticos e, como tais, imperceptíveis. No entanto, um treinador ou terapeuta experiente pode detectar de que maneira essas forças assimétricas deixam suas marcas no corpo e, em função disso, desenvolver um programa com vistas à transformação. É disso que trata a força dinâmica, método concebido para aperfeiçoar a transmissão de força entre as articulações e os ossos de tal modo que se preservem os tecidos orgânicos, trazendo melhoras para a postura e a autoestima, bem como para o desempenho e a saúde do indivíduo como um todo.

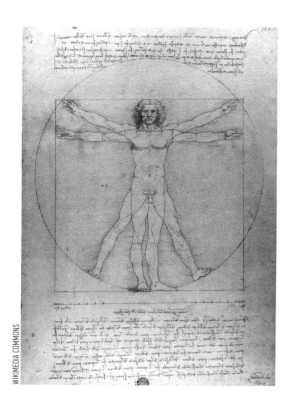

FIGURA 5
Por volta de 1490, Leonardo da Vinci (1452-1519) incluiu num de seus diários um desenho no qual expunha as proporções matemáticas do ser humano. Ele é geralmente considerado um símbolo da simetria básica do corpo humano e, por extensão, do universo como um todo. Observou-se que a área total do círculo é idêntica à área total do quadrado. Assim, esse desenho pode ser considerado um algoritmo matemático para calcular o valor do número irracional *phi*, que é de aproximadamente 1,618. No mundo real, entretanto, todos nós apresentamos algum tipo, maior ou menor, de desequilíbrio nessa dupla tarefa cotidiana de impulsionar o corpo para a frente ao mesmo tempo que o sustentamos contra a força da gravidade.

É POSSÍVEL MODIFICAR E APRIMORAR O MODO DE SE MOVER SOBRE A TERRA

Para o leitor ainda perplexo pelo fato de começarmos este livro com uma disparatada fábula acerca de Isaac Newton, cabe imaginar algumas de suas possíveis questões: o que teriam que ver os chinelos gastos do pensador inglês com o Brasil? No tempo em que a decantada maçã lhe deu a inspiração para decifrar a lei da gravidade, nosso país tinha saído do domínio espanhol (de 1580 a 1640), com a separação das coroas da Península Ibérica. Naquela época, as bandeiras paulistas consolidavam a abertura dos caminhos que conduziam à colônia espanhola chamada Paraguai e ao centro do continente. Aleixo Garcia tinha chegado aos Andes em 1526, usando uma trilha depois percorrida por Martim Afonso de Souza e pelos jesuítas que fundaram as missões no centro-oeste da América do Sul.

Os bandeirantes e os tropeiros chegavam descalços à cidade de Assunção, conforme uma carta de 1676 comentada por Sérgio Buarque de Holanda em sua obra *Caminhos e fronteiras*: "A pé e descalços, os paulistas marchavam por terras, montes e vales 300 e 400 léguas, como se passeassem pelas ruas de Madri". No século XVI, Tomé de Souza registrava que "João Ramalho, com mais de 80 anos, andava nove léguas a pé, antes do jantar". Para se ter uma ideia, até o começo do século XIX o caminho de São Paulo a Santos ainda não era inteiramente carroçável. A maioria dos habitantes da Vila de Piratininga, mesmo os mais ilustres, nem sequer possuía sapatos.

Conforme explica Holanda (1994),

> enquanto os brancos, por disposição natural ou por educação, costumam caminhar voltando para fora a extremidade de cada pé, o índio caminha [...] com os pés para frente [...] A planta e os dedos do pé aplicam-se inteiramente sobre o solo, porque todo o peso do indivíduo recai sobre o conjunto de maneira uniforme, ao passo que entre os brancos o polegar suporta uma parcela de peso desproporcionalmente maior... Nenhuma junta desenvolve mais trabalho do que as outras, nenhuma parte sofre mais cansaço que as demais e assim – *viribus unitis* – tornam-se possíveis percursos mais intensos.

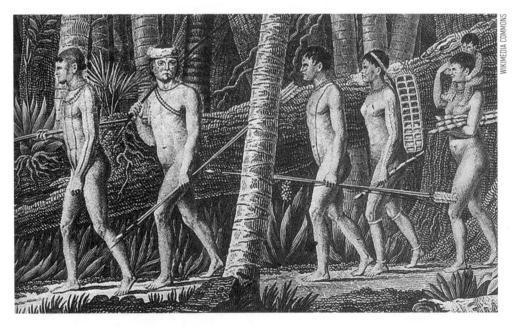

FIGURA 6
"Puris na sua floresta", pintura do século XIX do italiano Giulio Ferrario, mostra as trilhas percorridas a pé e sem calçados por índios e jesuítas.

Outro exemplo de interferência da maneira de andar: em uma de suas intermináveis e extenuantes andanças pelo vale do Missouri, o pintor americano George Catlin (1796-1872) decidiu seguir o costume indígena e "voltar para dentro os dedos dos pés" (*turn the toes in*). Mesmo que essa atitude o tenha inicialmente incomodado, em consequência desse exercício, com o tempo ele não apenas se refez do cansaço como tomou a dianteira sobre os demais viajantes. É provável que Catlin calçasse botas – as quais talvez fossem desgastadas por igual, diferentemente das sandálias de Newton.

Por outro lado, seria quase uma tentativa de suicídio caminhar descalço nas cidades em que hoje vivemos. Todos esses dados servem para enfatizar que não existe uma época ou um lugar em que as pessoas encontrem a adequação perfeita entre seu corpo e o ambiente. Desde que o pitecantropo pré-humano começou a assumir uma posição ereta, a movimentação dos homens pelo solo significa um constante enfrentamento da gravidade.

A SOCIEDADE DE CONSUMO E O SEDENTARISMO

Nas grandes cidades, o processo educacional valoriza o ganho intelectual em detrimento dos hábitos corporais adquiridos. Essa mudança faz-se tanto mais necessária à medida que nos aproximamos mais de um modelo de civilização em que as máquinas são cultuadas como expressões do mundo atual. Boa parte da humanidade hoje habita em cidades, transformadas em templos de veneração às máquinas. Muita gente prefere andar de automóvel não porque tem pressa, mas simplesmente porque gosta ou está acostumada a essa prática. São comuns os exemplos nos quais, por meio do transporte coletivo, chega-se mais depressa ao destino pretendido.

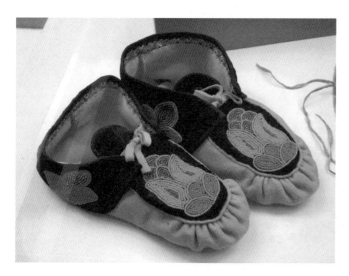
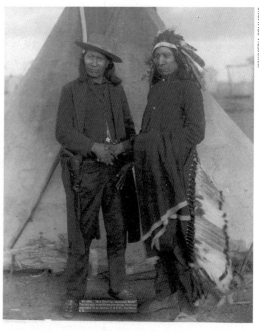

FIGURAS 7A 7B
Índios sioux americanos usam mocassins.
Ao lado, calçados típicos da tribo dos ojíbuas,
também da América do Norte.

Isso significa que os veículos motorizados individuais por vezes deixam de ser meios para se tornar fins em si mesmos. Além disso, os avanços da tecnologia permitem-nos vencer o espaço em períodos cada vez mais curtos. Desde o fim do período medieval e o início do sistema capitalista, as pessoas deixaram de ver o futuro como uma repetição do passado e experimentaram a certeza da sua imprevisibilidade. Passou-se então a viver mais no presente, que é o momento em que o futuro adquire alguma concretude, por meio justamente das tentativas que fazemos para controlá-lo. Daí a redução das coisas ao estado de mercadoria, ou seja, algo que pode ser comprado e acumulado.

Nesta sociedade mecanizada e dominada pelo fetichismo do consumo individual das mercadorias, andar a pé, ou de bicicleta, é considerado "perda de tempo". É nesse contexto, porém, que se desenvolve certo "culto ao corpo", que pode ser comprovado por indicadores simples, como a proliferação de clínicas de estética e academias de ginástica. Associado à idolatria da mecanização, o que se observa nesses locais é o uso de máquinas projetadas para a prática de exercícios físicos, desconsiderando as peculiaridades corporais de cada praticante.

Segundo pesquisa realizada entre compradores de tênis, coordenada por Rodrigo Lacerda, diretor de marketing do Grupo Dass, responsável por marcas de tênis como Fila, Nike e Adidas, verificou-se que apenas 14% os utilizam para caminhada ou para a prática de esportes propriamente dita. Os outros 86% usam os tênis "esportivos" para o dia a dia ou para "sair". Com base nesses dados, podemos pensar que a caminhada e o esporte estejam em muitos casos associados muito mais a uma imagem do que de fato a um envolvimento com essas práticas.

Compram-se máquinas, tênis, tratamentos estéticos como um fim em si. A indústria, por sua vez, lidera esse movimento. Lacerda informa que houve uma fase em que os fabricantes investiam em dispositivos para amortecer o choque das pisadas, mas as soluções oferecidas aos usuários tinham pouca base científica, sendo verdadeiramente de caráter estético. Hoje, porém, nota-se uma mudança significativa: o conceito *barefoot* (pé descalço) entra em moda. Lacerda acrescenta que, na origem, essa ideia vem do conceito de leveza, ou seja, da crença de que, quanto mais perto do descalço, mais saudável é o calçado. Porém, essa mudança fazia parte de uma estratégia da indústria de calçados para conter os preços por meio da redução das matérias envolvidas na fabricação. Dessa forma, até mesmo os tênis técnicos, feitos especialmente para o montanhismo, por exemplo, entraram nessa área para gastar menos recursos.

É oportuno notar que a capacidade de manipular computadores ou de se comunicar virtualmente pelas redes sociais não existia antes de 1995, mas mesmo assim a humanidade vinha se desenvolvendo sem cessar. Lembremos o que diz Andrew Solomon em *Longe da árvore – Pais, filhos e a busca de identidade* (2013):

> A capacidade é uma tirania da maioria. Se a maioria das pessoas pudesse bater os braços e voar, a incapacidade de fazê-lo seria uma deficiência... Não há nenhuma verdade ontológica consagrada naquilo que pensamos ser boa saúde; trata-se de uma mera convenção, que foi surpreendentemente inflada no século passado. Em 1912, um americano que vivesse até 55 anos teria tido uma vida boa e longa; agora, morrer aos 55 é considerado uma tragédia.

A ANÁLISE DO MOVIMENTO POR IMAGEM E A TECNOLOGIA

Uma das motivações para a invenção do cinema foi a necessidade de analisar, ou seja, de separar em partes, ou momentos, o *continuum* dos movimentos animais e humanos. Buscava-se criar uma máquina que não apenas registrasse como também analisasse, mecânica e objetivamente, os principais momentos do movimento animal. Assim, o fotógrafo inglês Eadweard J. Muybridge (1830-1904) criou o zoopraxiscópio e o fenacistoscópio – dispositivos formado por 24 câmaras para captar o movimento de animais e de seres humanos. A ideia era fixar essas imagens num disco e, ao girá-lo em torno de um eixo, produzir a ilusão de movimento. Mais tarde, a película cinematográfica passaria a mostrar 24 quadros por segundo. Hoje, a análise de imagens pode ajudar no diagnóstico de inúmeros tipos de problema, inclusive os posturais. O método da força dinâmica também se vale da análise de imagens para fazer diagnósticos e prescrever tratamentos.

Ao profetizar que a televisão transformaria o mundo numa aldeia global, Herbert Marshall McLuhan (1911-1980) só podia pensar nesse instrumento como uma via de mão única, tal como era antes da revolução digital. Segundo o pensador canadense, todas as tecnologias são "extensões do homem". Tome-se aqui

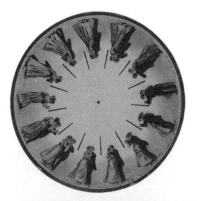
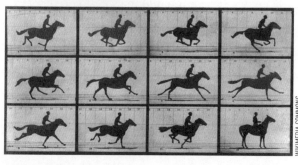

FIGURAS 8A E 8B Acima, fenacistoscópio mostra um casal dançando. Abaixo, na série de imagens feita em 1872 por Muybridge, foi possível observar pela primeira vez a fase aérea do movimento, momento no qual as quatro patas do cavalo estão fora do solo.

"homem" como o indivíduo humano enquanto corpo físico. O martelo é uma extensão do braço, assim como a roupa é uma extensão da pele. Dessa forma, os meios de comunicação eletrônicos e toda a parafernália desenvolvida posteriormente para a informática representam uma continuidade do sistema nervoso central.

Diziam os romanos: *verba volant scripta manent* ("as palavras voam, a escrita permanece"). Hoje as palavras voam mesmo, literalmente, talvez mais depressa do que a própria luz. Quem as escreve, porém, precisa ficar ali sentado por horas e horas. Se de um lado a tecnologia tornou-se um fim em si mesma e acabou virando uma "extensão do homem", de outro, como defendia Buckminster Fuller (1895-1983), os problemas criados por ela precisam ser resolvidos por ela mesma. Afinal, ainda existem e se aprimoram continuações saudáveis das pernas, como a bicicleta, e dos pés, como os tênis. Pelo menos para uma elite, aumenta o tempo livre de que se dispõe, tornando possível compensar os males do sedentarismo por meio de empresas especializadas que – tais como as padarias e as farmácias de antigamente – começam a aparecer em cada esquina.

Sobre a proliferação de academias, citamos uma curiosa observação feita por Eugênio Bucci (*O Estado de S. Paulo*, 29 dez. 2011):

> As academias de ginástica vendem a imagem dos corpos dos clientes atuais aos potenciais clientes futuros, prometendo transplantar os primeiros nos segundos. Lá dentro a gente pode comprar um novo corpo, a prestações. Correndo sem sair do lugar, como os modelos vivos na vitrine, a gente chegará ao idílio do vigor físico e da beleza... Dentro da vitrine, a relação entre esforço e movimento é contraditória. Os clientes ali correm, transpiram, ofegam e não avançam um único centímetro. Na rua, a gente vive o mesmo paradoxo, mas com sinal invertido: sentados no carro (ou no circular), nós não movemos um músculo, mas andamos.

Por outro lado, já que voltamos a viver globalmente numa "aldeia" virtual, talvez seja possível, em certos aspectos, regressar às tribos que dominavam a América antes de Colombo e Cabral – pelo menos no que se refere à nossa movimentação pela face da terra –, retomando o exemplo do andarilho José de Anchieta e de George Catlin, que reaprendeu a caminhar com os índios que pintava.

1 Os principais conceitos do método de força dinâmica

FORÇA DINÂMICA

NOSSO CORPO ESTÁ CONSTANTEMENTE SUJEITO à ação de forças de diversas naturezas. Enquanto nossa massa corporal reage à gravidade que nos atrai para o centro do planeta, os músculos empregam a energia vital neles depositada para se locomover pelo espaço. Nossa anatomia, portanto, organiza-se numa interação com a força da gravidade agindo sobre a massa das partes do corpo, contra a qual reagimos, e com a aceleração dos segmentos corporais que acontece nos deslocamentos. Durante um movimento, tendo como referência o solo, os vetores de força, ao agir sobre nosso corpo, percorrem um trajeto que pode se estender do contato do pé com o chão até a cabeça, passando pelas mãos e por outras partes. O trabalho da força dinâmica fundamenta-se justamente nesse fluxo ininterrupto, nessa correlação orgânica de forças sobre o corpo humano em movimento.

Todo gesto motor implica uma complexa relação de forças. Na execução de movimentações habituais e costumeiras, como é o caso do caminhar, o sistema nervoso elabora determinados programas motores para controlar de modo econômico as inevitáveis repetições. Desenvolvemos, portanto, um padrão de coordenação motora e de fluxo de forças para governar cada nova execução. No entanto, mesmo sempre se repetindo, essas ações envolvidas no ato de caminhar acontecem de maneira diferenciada em cada lado do corpo, no que se refere a tempo consumido, tensão muscular e desenho da trajetória. Ou seja, enquanto um dos lados sustenta e propulsiona o corpo, apoiando-se no solo, o outro se desloca no espaço, mantendo no ar o membro inferior até que este também se apoie no terreno.

Os movimentos cíclicos são aqueles em que o final de um gesto, ou de uma de suas etapas, corresponde ao início do subsequente – ainda que cada um destes apresente diferenças em relação ao outro. Além da passada na marcha, em todos os demais movimentos cíclicos, como aqueles que ocorrem na corrida, no remo, na natação e no ciclismo, verificam-se aspectos diversos num lado do corpo em relação ao outro, no que se refere à transmissão de força. Isto é, cada lado tem seu ritmo na execução do gesto, privilegiando funções e submetendo os membros a distintos fluxos e quantidades de força. Os resultados disso são adaptações assimétricas no sistema musculoesquelético, perceptíveis tanto no gesto adotado de modo geral (passada, pedalada, braçada, remada etc.) como em cada fase do ciclo.

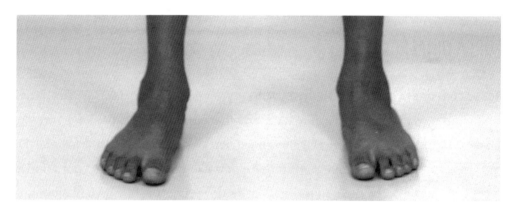

FIGURA 1.1
Pés de um menino de 11 anos que mostram assimetrias no sistema musculoesquelético. Observe seus pés ou suas mãos e veja como a musculatura de cada uma dessas extremidades se diferencia em relação à outra.

Assim como foi descrito nos movimentos cíclicos, na execução de ações motoras cotidianas e nas habilidades motoras acíclicas – como escrever, digitar, escovar os dentes, comer, escalar, chutar, arremessar, saltar, dançar, sentar e levantar, agachar etc. –, as forças geradas também se mostram assimétricas entre os lados ao percorrer os caminhos pelos quais se propagam pelo corpo.

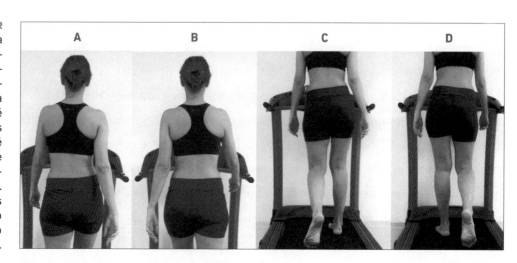

FIGURA 1.2
Comparação entre a posição dos lados corporais no mesmo momento do ciclo da caminhada. Nas fotos A e C a pessoa está com o pé direito apoiado; nas fotos B e D, com o pé esquerdo. Nas fotos A e B observamos assimetria no tronco e na pelve. Nas fotos C e D vemos também maior rotação externa do membro inferior esquerdo.

As repetições de um mesmo gesto inerentes ao cotidiano, em atividades artísticas ou nas diversas modalidades esportivas, deixam marcas ao reforçar ou enfraquecer diferentes músculos, ligamentos, tendões, articulações e ossos.

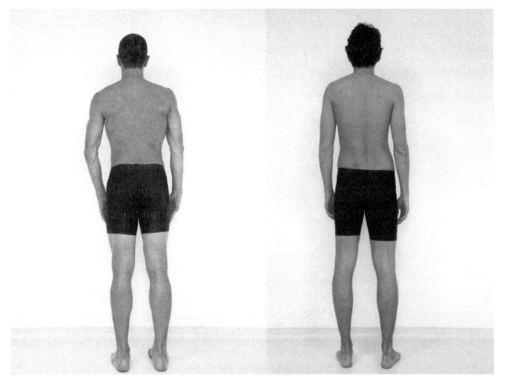

FIGURA 1.3
Dois praticantes de triatlo: em ambas as fotos nota-se o desvio lateral para a direita do tronco e da cabeça. Essa postura é resultado da assimetria da aplicação de força entre os lados do corpo.

A inevitável reação do corpo a essas cargas repetitivas constitui-se no que chamamos de adaptação dos tecidos corporais (músculos, ossos, cartilagens, ligamentos, nervos e pele) para suportar o trabalho realizado. A relação entre a capacidade de adaptação das células dos tecidos e a força aplicada no corpo poderá ocasionar reações saudáveis ou patológicas. Por exemplo, a aplicação de forças sobre músculos, articulações e ossos que não estejam preparados para receber determinada carga pode provocar fadiga e lesões. O trabalho da força dinâmica procura justamente promover relações melhores e mais saudáveis entre os tecidos e as forças neles aplicadas.

Não adianta fortalecer a massa muscular de um segmento corporal que se encontre mais fraco que o outro sem compreender os motivos da assimetria. É necessário identificar a fase do movimento cíclico em que a diferença se manifesta. Apenas aumentar ou hipertrofiar a musculatura poderá ser um esforço em vão se não houver interferência direta nas causas que provocam essa diferença. Se, por exemplo, uma pessoa tem uma perna mais musculosa que a outra, é possível – e isso acontece em muitos casos já analisados – que precisemos fortalecer também o pé com exercícios específicos, assim como músculos da coxa e da pelve. Além disso, é preciso melhorar as funções de apoio e propulsão em ambos os lados do corpo.

A aplicação de força ideal é a que leva o organismo a adaptar-se a fim de preservar suas estruturas corporais e melhorar a estética, assim como o condicionamento físico como um todo e o desempenho esportivo e artístico. Com isso queremos dizer que os benefícios do trabalho com a força dinâmica se estendem a um público heterogêneo e diversificado, entre os quais, além de atletas, se incluem os bailarinos – que necessitam manter cuidados corporais bem específicos e treinar força – e pessoas envolvidas nas mais diversas atividades, como fotógrafos, pintores, modelos, dentistas, atores, desenhistas, professores etc. Até para os músicos eruditos o corpo funciona como ferramenta de trabalho em sua relação com o instrumento musical. Os concertistas profissionais permanecem horas seguidas ensaiando, repetindo gestos e mantendo determinada postura – quase sempre fixa.

Segundo Stuart McGill, médico e pesquisador canadense que publicou centenas de estudos sobre o tema, o mecanismo de lesão na coluna lombar ocorre quando a carga aplicada nos tecidos excede o seu limite de tolerância. Essa barreira pode ser atingida, de uma única vez, pela aplicação de uma carga de alta intensidade nos tecidos. No entanto, quando aplicadas intermitentemente, as cargas repetidas de baixa intensidade também podem levar àquele limite dos tecidos. Na força dinâmica, trabalhamos bastante nessa fronteira porque boa parte das pessoas tem essa barreira de tolerância já ultrapassada – ou em vias de romper-se.

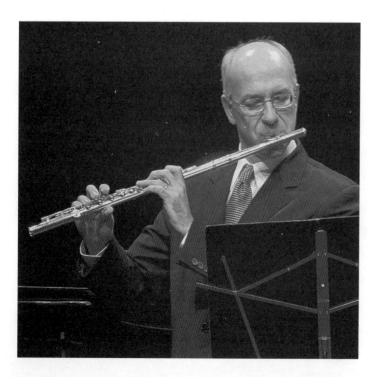

Ao observarmos a postura de um indivíduo parado em pé, sua forma física será a resultante das forças que transitam pelo corpo. Muitas vezes, o caminho que essas forças percorrem resulta em cargas que não respeitam a capacidade funcional dos tecidos. Isso pode provocar adaptações que impli-

FIGURA 1.4
No caso do flautista que executa movimentos suaves e delicados, deve-se atentar para o fato de que ele passa horas do dia em ensaios, aplicando forças para sustentar essa postura e executar gestos precisos. A organização do gesto motor, acompanhada de treino de força, propicia destreza, resistência e conforto na execução da tarefa.

cam deformações ou lesões nos ossos – como joanete e fraturas por estresse – ou nos ligamentos, como nas rupturas do ligamento cruzado anterior. O mesmo vale para as articulações, como é o caso da hérnia de disco intervertebral, dos problemas de menisco no joelho e das artroses, além de contraturas musculares e tendinites.

Para a força dinâmica, garantir uma postura adequada significa, portanto, favorecer uma boa aplicação de força nos gestos – o que depende da interferência na percepção corporal e no controle motor da marcha e de outros gestos cotidianos. Desse modo, é possível organizar a transmissão de força entre as articulações e os ossos a fim de preservar os tecidos corporais e melhorar a estética, o condicionamento físico e o desempenho motor.

Ao longo da vida, os programas motores dos indivíduos sofrem inúmeras interferências provenientes dos ambientes interno e externo. Entre as *influências intrínsecas*, destacam-se fatores genéticos, como o tônus muscular, a densidade óssea, a quantidade dos tipos de fibras musculares, o ritmo de crescimento do corpo, incluindo a lateralidade – a condição de canhoto ou destro – e até aspectos emocionais, ou propensões e talentos específicos para a execução de determinadas atividades físicas, criativas ou intelectuais.

Em meio às condicionantes extrínsecas, salienta-se o tempo e a intensidade de exposição à prática de atividades físicas, que modulam a força e, consequentemente, se refletem na formação (ou deformação) do corpo. Sem falar no ambiente familiar, escolar e laboral, ou seja, no vastíssimo conjunto de hábitos e regras culturais que variam conforme a época, o local ou a etnia. Pensemos em como o uso de salto alto ou de chinelos pode alterar a postura da pessoa e a morfologia dos membros inferiores. Roupas apertadas, como cintos, coletes e espartilhos, usados durante toda a vida, prestam um serviço muitas vezes nocivo ao organismo. Na China, por exemplo, a partir do século IX, muitas meninas

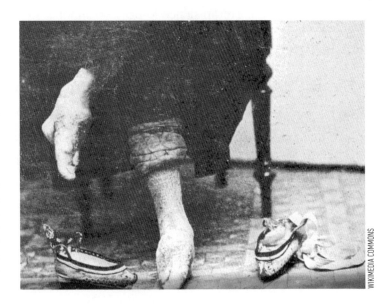

FIGURA 1.5
As faixas eram removidas dos pés periodicamente e recolocadas com mais força. Em geral, os ossos quebravam-se e os dedos dobravam-se para baixo do pé. Esse costume impedia a movimentação física das mulheres e começou quando a concubina de um príncipe chinês teve os pés enfaixados, o que passou a ser considerado sinal de graça e feminilidade.

tinham os pés enfaixados, entre os 3 e os 6 anos de idade, com a intenção de diminuí-los. Era um modo de obter casamentos vantajosos para as famílias mais pobres. O costume prevaleceu até o início do século XX. Esse é o tema do filme *Flor da neve e o leque secreto* (2012), dirigido por Wayne Wang.

Em suma, algumas adaptações do sistema musculoesquelético aos ambientes externo e interno mostram-se mais benéficas e eficazes que outras, minimizando o risco de lesões no decorrer da existência. Atualmente, tem crescido a expectativa de vida; assim, se estamos vivendo por mais tempo, é importante criar condições para que nosso corpo se mantenha capacitado para o movimento e eficiente em termos de força, permitindo que esse acréscimo de tempo vital seja desfrutado com saúde e qualidade.

Segundo o médico português e pesquisador Leandro Massada, no livro *O bipedismo no Homo sapiens – Postura recente* (2001),

> enquanto não se atingir um aperfeiçoamento mais elevado na relação entre o arquétipo estrutural do esqueleto humano e os meios de controle nervosos implicados com o seu equilíbrio, continuaremos a ser testemunha de uma incidência relativamente elevada de falências mecânicas do esqueleto que condicionam patologias miotendinosas e osteoarticulares.

Na busca desse "aperfeiçoamento mais elevado", procuramos aprimorar a mecânica da caminhada. Somente assim é possível evitar sobrecargas inadequadas em certas articulações. Porém, interferir apenas no sistema muscular seria um recurso insuficiente para melhorar a aplicação de força, uma vez que esse nível de correção depende necessariamente de aprimoramentos no controle motor e no processo de aprendizagem motora. Para obter resultados nessa direção, as equipes da força dinâmica dispõem apenas de uma ou duas horas semanais de estímulo sob sua supervisão direta, disputando com as restantes 166 horas nas quais o cliente se encontra sob o comando de um programa motor instalado e usado há muitos anos. A grande questão do método é decidir o que fazer para proporcionar a aquisição estável de novos comportamentos motores.

Uma ferramenta essencial empregada é a interferência por meio do treino da marcha – atividade física diária da qual ninguém escapa. Como veremos adiante, essa é a maneira pela qual o treino orientado consegue invadir o dia a dia dos clientes, levando para as demais 166 horas da semana a oportunidade de aplicar princípios e comandos introduzidos nas sessões supervisionadas.

Por meio do método de força dinâmica, consegue-se enriquecer o diagnóstico de patologias, bem como o tratamento e a prescrição de exercícios, ao relacionarmos o padrão de aplicação de força com gestos motores repetitivos. São procedimentos que requerem o envolvimento voluntário dos sistemas musculoesquelético e nervoso para que o indivíduo venha a aplicar a força de maneira mais eficiente. Assim, pode-se definir o trabalho de força dinâmica como um método de identificação, compreensão e interferência no gesto motor com o objetivo de organizar o fluxo de forças e, assim, aperfeiçoar e respeitar os limites do sistema musculoesquelético.

O método desenvolve a capacidade da consciência de manter-se atenta ao corpo, propiciando a percepção do momento da transmissão e aplicação de força – o que pode recomendar a interrupção ou o ajuste do movimento. Ao permitir que o corpo se adapte à quantidade de força exigida no dia a dia, melhoram-se as reações do organismo perante as forças a que estamos submetidos. Produz-se, assim, mais eficiência para o corpo como um todo e amplia-se a longevidade.

BIOMECÂNICA

Só recentemente desenvolvemos condições científicas para compreender as leis do movimento do corpo humano e de outros animais. Essa área de estudo é chamada de biomecânica, definida como a aplicação de leis e princípios científicos na compreensão de sistemas biológicos. A biomecânica desportiva pode ser definida como a aplicação de leis da mecânica dos movimentos esportivos, sendo seu objetivo primordial avaliar a efetividade da aplicação de forças.

Quando falamos de força, obrigatoriamente precisamos ter em mente as três leis de Newton:

- 1ª lei: todo objeto permanece em estado de repouso ou de movimento retilíneo uniforme, desde que não atue sobre ele uma força que modifique esse estado.
- 2ª lei: se uma força atua sobre um objeto, este experimenta uma aceleração na direção e na proporção ao módulo dessa força.
- 3ª lei: para toda ação sempre há uma reação igual, na mesma direção e de sentido contrário.

FORÇA

Do ponto de vista mecânico e físico, força é definida como a medida do instante da interação entre dois corpos. A força manifesta-se de duas maneiras: ou o corpo é movimentado/deslocado ou deformado. É possível reconhecer a força pela influência na aceleração de uma massa. Quando não há aceleração, não há produção de força ou existe uma força de reação igual e em oposição (terceira lei de Newton).

Ela é caracterizada por: a) magnitude; b) direção; e c) ponto de aplicação. A força é uma grandeza vetorial, constituída por certa medida de ação mecânica num ponto material ou contatos entre corpos ou campos. O vetor da força é medido em quantidade. As forças que atuam no corpo podem ser divididas em externas (gravidade, atrito e impacto com o solo ou outros objetos externos, determinando uma força de reação) e internas (peso, força produzida pelos músculos e forças geradas pela ação muscular) em conjunto com uma força externa – por exemplo, a propulsão do corpo na marcha, que é a aceleração do corpo pela ação muscular somada ao atrito do pé com o solo, sob a constante ação da gravidade.

FORÇA DA GRAVIDADE

Percebe-se a força da gravidade pelo fato de a massa do planeta ser muito grande e atrair todos os corpos em sua direção. Como vivemos sobre a Terra, é a gravidade que nos mantém constantemente atraídos por ela. Na verdade, ambos os corpos se atraem, porém é mais fácil sentir que somos puxados para ela do que o contrário. Da concepção até a morte, todas as células do corpo de cada ser vivo estão sob a ininterrupta influência da gravidade.

FORÇA DO PESO CORPORAL

A relação da nossa massa corporal com a força da gravidade determina o peso corporal. A soma das massas de todas as partes do corpo em confronto com a gravidade determina nosso peso. O valor obtido ao subirmos na balança é uma escala da deformação do piso da balança. Essa é uma das formas de perceber a pressão que nosso corpo exerce sobre a terra e a força de achatamento a que nossos ossos estão submetidos. Os seres vivem e crescem no campo da força gravitacional, portanto o esqueleto tem uma forma adaptada para resistir ao constante achatamento causado pelo peso. Os ossos do esqueleto que estiverem mais perto do chão ficarão submetidos a uma força de achatamento maior do que os ossos de cima. Portanto, ao ficarmos em pé, por exemplo, os ossos do pé recebem mais peso que uma vértebra cervical qualquer.

FORÇA DE ATRITO

O atrito é uma força causada pelo contato entre dois corpos. Para nós, a principal importância reside no atrito entre a sola do pé ou do calçado e o solo. Durante a marcha, quanto maior for o atrito, maior será a força de aceleração produzida no corpo e menor será a dissipação. Se o solo estiver molhado, o atrito será menor e produziremos menos aceleração corporal. Algumas modalidades esportivas buscam aumentar o atrito com relação ao solo (futebol, provas de arremesso e corridas de velocidade no atletismo), enquanto outras buscam diminuí-lo (esqui, iatismo, natação).

FORÇA DE REAÇÃO AO SOLO

Não existe força isolada no universo; toda força de ação envolve uma força de reação. A força é uma interação entre dois ou mais corpos ou campos. A força de reação ao solo (FRS) é a resposta à força de ação da gravidade nos corpos sobre a terra. Um peso colocado no solo exerce força sobre a terra. A terra devolve uma força de reação de igual magnitude. Se as duas forças são iguais, o objeto permanece parado. Se a força da gravidade for maior que a reação ao solo, a força resultante acelera o objeto em direção ao solo. Se a reação ao solo for maior que a força da gravidade, a força resultante acelera o objeto para cima.

Quando estamos parados em pé, a força da gravidade e a de reação ao solo também estão presentes. Estamos parados apenas aparentemente, pois o centro de massa do corpo (CM) oscila de modo constante em relação à base do corpo no solo (ou seja, o espaço formado entre os dois pés). A reação de equilíbrio que nosso corpo executa visa manter a força de reação ao solo igual à força da gravidade, conservando o centro de massa dentro dos limites da base. A qualidade da força de reação ao solo no corpo depende da forma como organizamos a posição das articulações na relação com o solo.

Para as psicomotricistas francesas Piret e Bézier, pioneiras no estudo do movimento, existe, "no interior do corpo, todo um jogo de forças em equilíbrio leva a constatar que o corpo não é um pilar de catedral, mas uma arquitetura moderna sob tensão. Todo o peso não esmaga os elementos uns contra os outros, mas os mantém erguidos por um retorno das forças do solo". Nessa constatação, elas já apontavam a relação de forças entre os diferentes segmentos corporais.

FORÇA DE PROPULSÃO E PROPULSÃO DO CENTRO DE MASSA

Força de propulsão é o elemento que atua como impulso para alguma atividade ou mesmo para a inércia. Ela altera o estado de movimento ou de repouso de um corpo em relação a dado sistema de referência. No corpo, a força de propulsão é a tensão necessária para que ocorra o movimento dos segmentos corporais e/ou do CM. Já na marcha, ocorre para acelerar o corpo no espaço. Com a propulsão, variadas forças afetam a movimentação dos segmentos corporais.

No momento da ação da força de propulsão, ao forçarmos o solo para trás e para baixo, o atrito do pé com o solo impede que o pé se desloque para trás. O solo reage devolvendo uma força de reação para cima e para a frente. Como a massa corporal é muito inferior à da terra, a resultante é o deslocamento do centro de massas para a frente.

A qualidade propulsora na marcha depende, portanto, da força gerada pelos músculos, da estabilidade articular e do atrito com o solo. O fato de o nosso corpo ter diversas articulações aumenta a probabilidade de que a força de propulsão se dissipe. O avanço do corpo no espaço será modulado internamente pela posição articular, pelo peso corporal, pelo tônus muscular e pela rotação entre os ossos. A combinação desses fatores levará a uma característica individual de movimento corporal e terá influência direta na postura.

Na locomoção, aplicamos a força de propulsão alternadamente entre os lados corporais, empurrando o solo para trás e para baixo. No lado do pé que está apoiado, a força propulsora será gerada principalmente pela ação dos músculos posteriores do membro inferior. No outro lado, que está no ar, ou oscilando, a propulsão é gerada pelos músculos anteriores do corpo. Essas forças somam-se para o deslocamento do CM.

A principal diferença entre caminhar na rua ou na esteira mecânica dá-se no movimento do membro inferior que está apoiado. A esteira auxilia esse lado do apoio a se mover para trás, pois é a direção do movimento da lona em que se pisa no aparelho. Já no solo, o pé do apoio não é movimentado para trás: é o corpo que se desloca para a frente em relação ao ponto de apoio do pé no solo. Em ambas as situações, precisamos aplicar conscientemente força para baixo.

FORÇA DE MOTIVAÇÃO

A motivação é um conceito complexo estudado por diferentes disciplinas científicas. Sem esgotar suas múltiplas interpretações, diremos apenas que a motivação é uma das forças de impulso capazes de deflagrar uma ação, assim como os reflexos e os estímulos sensitivos também podem desencadeá-la. O desejo ou a motivação gera uma resposta do sistema nervoso central. A partir daí, os estímulos elétricos percorrem os nervos e chegam às células musculares, encurtando o comprimento do músculo em ação e relaxando outros músculos não incluídos nela. A tensão aí produzida é transmitida aos ossos, tendões e ligamentos para que ocorra o movimento do corpo no espaço.

Do ponto de vista estritamente biológico, existe uma resistência humana natural a qualquer tipo de mudança. Ao mesmo tempo que o novo fascina, ele pode incomodar por sempre nos envolver num processo de adaptação. As mudanças corporais podem tanto melhorar quanto piorar a condição física. A motivação para diminuir, manter ou iniciar uma atividade pode ser ocasionada pelas seguintes fontes:

- lesão ou dor;
- percepção de fraqueza e flacidez;
- desejo de melhorar o desempenho;
- desejo de melhorar a postura e o tônus;
- desejo de melhorar a qualidade de vida.

Cada uma dessas fontes de motivação requer do profissional uma atitude compatível para melhor atender às expectativas do cliente, seja este um esportista de alto nível ou um sedentário esperançoso de iniciar bem uma atividade física. Por outro lado, é comum haver mudanças com relação à motivação inicial no decorrer do processo. Por exemplo: um indivíduo vem em busca de tratamento para uma lesão que julga irreversível e, com a melhora, continua conosco já praticando uma modalidade esportiva.

Ao incluir a força de motivação no rol de forças das quais lançamos mão em nosso trabalho concreto com o aluno/paciente, valorizamos também a contrapartida dessa força, que é a sustentação dada pelo profissional em cada fase do processo de tratamento, aprendizado e treinamento.

PERCEPÇÃO CINESTÉSICA

Percepção cinestésica é a capacidade de percepção da organização do nosso corpo no espaço. Trata-se de um processo ativo de interpretação da informação sensitiva e representa o conhecimento de um sujeito ou uma vivência corporal. É a capacidade de reconhecer a localização espacial do corpo, sua posição e orientação, a força exercida pelos membros e a posição de cada parte do corpo em relação às demais sem utilizar a visão, de modo que a situação de nosso corpo seja tão importante quanto a situação e as condições dos objetos percebidos no ambiente.

Segundo Marilena Chaui (2005), "a percepção possui forma e sentido, ela é uma forma de comunicação corporal que estabelecemos com o ambiente, e no caso da percepção cinestésica o ambiente já é o próprio corpo". De acordo com Shumway-Cook e Woollacott (1995), os sistemas sensorial e perceptivo fornecem informações sobre o estado do corpo e as características do ambiente relevantes para a regulação do movimento.

A melhora do controle da força deve estar associada à melhora da percepção da organização do nosso corpo no espaço, ou seja, da percepção cinestésica. Esta permite a manutenção do equilíbrio postural e a realização de diversas atividades práticas. A propriocepção é efetiva devido à presença de receptores específicos sensíveis a alterações físicas, tais como variações no ângulo de uma articulação, rotação da cabeça, tensão exercida sobre um músculo e até mesmo o comprimento da fibra muscular.

Seu desenvolvimento é essencial para garantir a boa aplicação de força e uma organização corporal que mantenha adequados sentido, direção e intensidade das forças aplicadas e recebidas. Alguns exemplos de mudanças corporais podem ocorrer na gestação, no envelhecimento, no início de uma nova atividade física, quando começamos um trabalho novo que mude nossos hábitos, quer nos tornando mais sedentários ou mais ativos sem a devida preparação do corpo. Nesses casos, devemos tentar tornar nossos padrões de aplicação de força conscientes, para oferecer outros ajustes ao utilizar o corpo. Esse processo que sai do controle exclusivamente involuntário e passa para a consciência deve ser trabalhado sob supervisão e de modo regular, pois nossa consciência se ocupa de demasiadas tarefas e precisa de um acréscimo significativo de atenção para lidar com novas informações corporais. Para o corpo, não basta somente treino e repetição; é preciso também acostumar a consciência a lidar com tarefas do cotidiano. Trata-se de aprender a voltar-se para si e assim permanecer. O objetivo não é só criar novos padrões, mas desenvolver uma consciência mais atenta a si mesmo.

Segundo o professor e coreógrafo Klauss Vianna, as pessoas ficam menos conscientes na medida em que permanecem alienadas e distantes da realidade de seu corpo, tomadas por ideias pré-fabricadas de si. O resgate por meio do corpo nos possibilitaria sair dessa situação.

Com a prática dos exercícios de percepção e de força, procura-se fixar um aprendizado capaz de inibir alguns desajustes motores e, ao mesmo tempo, consolidar novos.

É importante saber que não se trata de "apagar" hábitos motores. Conseguimos inibi-los, mas não extingui-los. Afinal, se isso ocorresse, não teríamos mais a referência do que precisa ser ajustado. Pode parecer paradoxal, mas para efetuar os ajustes necessários temos de partir da percepção da resposta motora inadequada. Se não tornarmos consciente a interpretação das sensações motoras na realização dos gestos, não conseguiremos alterar o seu padrão de resposta.

Percepção do volume corporal: a importância da tridimensionalidade

O volume de um corpo é a quantidade de espaço ocupada por ele. Vamos considerá-lo aqui sob dois prismas: o espaço que o corpo todo ocupa sobre a terra e o espaço que os ossos ocupam internamente em nosso organismo. Fica evidente que precisamos manter o controle voluntário sobre um corpo volumoso e tridimensional.

Durante a execução dos movimentos, devemos ter a percepção de que todo gesto motor é executado nos três planos espaciais: frontal, lateral ou sagital e longitudinal. A percepção do volume corporal deve ser trabalhada em todas as atividades executadas, valorizando a integração dos cinco extremos do corpo (mãos esquerda e direita, pés esquerdo e direito e cabeça) e das seis faces (frente-trás do corpo, lados direito-esquerdo do corpo e em cima da cabeça-abaixo dos pés), dentro dos três planos espaciais de movimento.

Para entendermos e aprimorarmos o controle sobre os ossos e as articulações, é preciso perceber conscientemente os movimentos de rotação óssea no plano horizontal. Eles também ocorrem nos planos sagital e frontal, com variações de aceleração, velocidade e tensão. Do ponto de vista dessa tridimensionalidade do esqueleto humano, podemos localizar as inserções dos músculos nos ossos e definir o momento em que os vetores de força passam pelas articulações e pelos ossos. Essa aplicação de força é em si um estímulo sensorial e essencial na percepção e nos ajustes do movimento. É preciso treinar nossa capacidade de trabalhar voluntariamente essas informações.

Os treinos de força realizados para desenvolvimento corporal ou reabilitação não costumam levar em consideração essa tridimensionalidade do gesto motor, preocupando-se em melhorar a força de um músculo específico. Na força dinâmica, desenvolvemos exercícios para aperfeiçoar nosso repertório de respostas motoras em diversas situações. A forma como o trabalho de força é realizado visa aumentar a percepção do volume do corpo, além de explorar as possibilidades de respostas e ações motoras. O trabalho de força torna-se ele próprio um trabalho de educação postural. Aplicar adequadamente a força não significa, em nenhuma hipótese, fazer mais força. A percepção do volume corporal contribui para tornar o corpo mais eficiente no controle dos excessos e na manutenção da aplicação de força na postura corporal.

ADAPTAÇÕES FISIOLÓGICAS AOS EXERCÍCIOS

Adaptação do corpo às forças

Com a elevação da expectativa de vida da população, surgiu a necessidade de manter uma melhor qualidade de vida por mais tempo. Das viagens espaciais, em que a falta de gravidade causa diversas alterações no corpo, à descoberta de novos marcadores inflamatórios, diversos estudos têm sido feitos para compreender a interferência do treino e do sedentarismo no corpo. Em cada parte do organismo, a presença ou a ausência de força leva a adaptações fundamentais. A ausência causa perda da função devida e pode desencadear inflamações locais e sistêmicas momentâneas ou, dependendo da intensidade, irreversíveis. Já o treinamento pode levar às adaptações citadas a seguir.

As células humanas apresentam uma membrana celular em cujo interior encontra-se um líquido com organelas. Esse líquido é composto por um ou mais núcleos com DNA, por mitocôndrias (estações energéticas), pelo ribossomo (estrutura responsável pela origem de novas organelas que contém RNA-m), pelo lisossomo (sistema digestivo das células, responsável pela degradação celular), pelo retículo sarcoplasmático (sistema de transporte da membrana da célula até o sarcoplasma) e por gotas de gordura e de glicogênio. Dependendo da sua função ou da adaptação a determinado estímulo, a célula terá uma organela exacerbada para cumprir a demanda solicitada. Nesse caso, células com maior demanda energética terão maior densidade mitocondrial; células que necessitam realizar maior síntese proteica terão maior densidade de retículo endoplasmático rugoso; células que sintetizam lipídeos, mais complexos de Golgi etc.

Em cada tecido as células apresentam características e funções específicas.

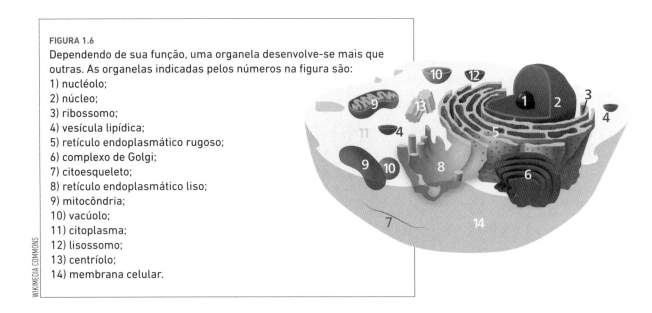

FIGURA 1.6
Dependendo de sua função, uma organela desenvolve-se mais que outras. As organelas indicadas pelos números na figura são:
1) nucléolo;
2) núcleo;
3) ribossomo;
4) vesícula lipídica;
5) retículo endoplasmático rugoso;
6) complexo de Golgi;
7) citoesqueleto;
8) retículo endoplasmático liso;
9) mitocôndria;
10) vacúolo;
11) citoplasma;
12) lisossomo;
13) centríolo;
14) membrana celular.

Adaptação do sistema nervoso

O sistema nervoso sofre adaptações nas porções central e periférica. No sistema nervoso central, os comandos de contração ou inibição muscular partem pelos nervos aferentes até a medula espinhal, onde estão os motoneurônios, que inervam as fibras musculares. O uso contínuo das vias nervosas interfere no desenvolvimento de novos padrões de movimento no córtex sensorial ou motor, na produção hormonal e na síntese proteica dos tecidos nervosos, levando à maior eficiência nas sinapses.

No sistema nervoso periférico, os motoneurônios vão se ramificando quando se aproximam das fibras, e cada um dos seus terminais forma uma placa motora. De um neurônio derivam diferentes placas motoras. A unidade motora (UM) é composta do nervo e de todas as fibras por ele inervadas. A UM é ativada e as fibras motoras somente serão contraídas quando os impulsos excitatórios ultrapassarem os impulsos inibitórios.

A fluidez do movimento humano é consequência da falta de estímulos elétricos lançados simultaneamente pelos motoneurônios. Se não fosse assim, nos moveríamos como robôs. A eficiência motora depende da otimização da ordem de contração muscular. A ótima execução de um movimento depende de como acontece a sincronização dos estímulos de contração e relaxamento das unidades motoras que são recrutadas.

O treino de um movimento é um estímulo para sincronizar uma quantidade ótima de motoneurônios. Isso pode representar um ganho na capacidade de aplicar força nesse gesto. Mesmo quando precisamos realizar grande esforço e recrutar mais unidades motoras, é importante que esse treino seja feito de forma seletiva. Essa capacidade está relacionada diretamente à coordenação intramuscular. De pouco adianta um músculo ter boa sincronização de suas UMs se não tiver interação com os músculos restantes. Esse processo de sincronização dinâmica dos diferentes grupos musculares caracteriza a coordenação intermuscular e depende da eficiência do sistema nervoso.

Dependendo de como o usamos, o corpo pode sofrer mudanças nas terminações nervosas, o que por sua vez pode alterar o tipo de fibras musculares. Elas podem se transformar de um tipo específico para outro, ou seja, os músculos sofrem algum grau de influência ambiental para ser mais resistentes, porém com potência moderada, ou ser muito potentes, mas pouco resistentes. Essa plasticidade determina uma especificidade na função das células corporais.

Adaptação no tecido adiposo

A gordura é fonte de energia principalmente dos músculos oxidativos. Ao iniciarmos uma atividade física, o estímulo adrenérgico promove uma série de reações, liberando a gordura do tecido adiposo e disponibilizando-a para os músculos e outros órgãos (coração, fígado). Pessoas que realizam treinos aeróbios regularmente, como ciclismo, corrida e caminhada intensa, necessitam de menos estímulos adrenérgicos para liberar a gordura e têm maior concentração de diversas proteínas que trabalham para levar a gordura através da corrente sanguínea para dentro dos músculos e das mitocôndrias. O tecido adiposo não é somente reserva energética, proteção contra choques e isolante térmico. Hoje o compreendemos como um órgão dinâmico, devido às inúmeras adipocinas secretadas que atuam na inflamação do corpo. Na medicina, a obesidade é considerada um estado inflamatório crônico. A atividade física regular melhora a eficiência do tecido adiposo, pois produz mais enzimas metabólicas, libera substâncias anti-inflamatórias e ajuda a diminuir a resistência à insulina.

Adaptação no tecido muscular

As células musculares são chamadas de miofibrilas. Ao sofrer a ação de um estímulo elétrico transmitido pelo sistema nervoso, a célula muscular ativa seu metabolismo e inicia a utilização da molécula de ATP (adenosina trifosfato) para contrair os músculos. Esse estímulo está para os músculos como a faísca da vela de ignição está para a explosão do motor. Ele nada mais é que uma corrente elétrica que chega às células musculares por meio dos neurônios ou das células nervosas. A molécula ATP tem energia para polarizar as proteínas musculares (actina e miosina) responsáveis pela contração e pelo relaxamento das fibras e realizar outras funções celulares específicas. A quebra dessa molécula em ADP (adenisina com dois fosfatos) é imprescindível para que essas ações ocorram.

O aumento da ressíntese de ATP é uma das adaptações comuns entre diferentes exercícios de força, de velocidade e/ou de resistência e entre diferentes tipos de práticas corporais (como as de um dançarino, um acrobata, um fundista, um saltador, um corredor de velocidade, um músico erudito). Outro aspecto fisiológico importante é a relação entre o estímulo do movimento e a contração dos dois tipos de UMs.

Nem todas as fibras musculares têm os mesmos processos metabólicos. Algumas, denominadas oxidativas, têm metabolismo aeróbio, com motoneurônios menores, mais capilarizadas e com mais enzimas mitocondriais. Outras, chamadas de glicolíticas, são menos irrigadas pelo sangue, têm motoneurônios maiores, menos mitocôndrias e maior concentração da enzima ATPase, responsável pela quebra de ATP em ADP.

Na contração muscular voluntária, a ordem de recrutamento é controlada pelo tamanho do motoneurônio. Os pequenos são recrutados primeiro, ativando fibras oxidativas. Conforme aumenta a necessidade de força, também cresce a frequência dos impulsos de cada UM e aumenta o recrutamento de novas UMs e das fibras glicolíticas.

As fibras glicolíticas estão envolvidas, sobretudo em movimentos que exigem desenvolvimento rápido de força e em atividades que requerem a mobilização de muitos músculos simultaneamente. As oxidativas são ativadas em movimentos de intensidade pequena/moderada que exigem precisão durante bastante tempo. A manutenção das posturas do corpo no dia a dia depende do trabalho das fibras oxidativas. A capacidade de trabalho de cada fibra muscular isolada depende da massa das células musculares e da massa das mitocôndrias.

Já a força muscular depende:

- da quantidade de UMs ativadas;
- do tipo das UMs ativadas;

- do tamanho do músculo;
- do comprimento inicial do músculo ao ser ativado;
- da velocidade da ação muscular;
- do ângulo articular.

A ampliação das atividades de resistência, além de aumentar o número de fibras oxidativas (plasticidade), pode ampliar o número de organelas – hiperplasia – e aumentar a massa desses organismos – hipertrofia. As fibras musculares oxidativas são mais resistentes à fadiga por terem mais mitocôndrias e enzimas mitocondriais. Elas usam basicamente a gordura – que vem do tecido adiposo ou de fontes intracelulares – como fonte de energia. Outra adaptação importante ao estímulo de resistência é o aumento da densidade mitocondrial. Em relação aos sedentários, as pessoas treinadas apresentam mais gotículas de gordura intracelular, que ficam disponíveis ao lado das mitocôndrias, prontas para ser usadas. Assim como o tecido adiposo, os músculos também secretam substâncias que ajudam o corpo a combater a inflamação. Liberadas pela atividade física, principalmente, aeróbia, muitas dessas substâncias, denominadas miocinas, são produzidas pelo sistema musculoesquelético com a contração muscular. A inatividade física provavelmente leva a alterações nas miocinas, o que poderia explicar a associação entre comportamento sedentário e muitas doenças crônicas.

Durante os milhares de anos de evolução, nosso corpo aprendeu que, ao ser ativado, pode sofrer inflamações, criando assim mecanismos para combatê-las. Uma das formas de combater esse quadro é justamente por meio do treinamento aeróbio, numa intensidade que estabilize a inflamação. Já a imobilidade faz que nosso corpo deixe de fabricar as substâncias produzidas tanto pelo tecido adiposo como pelos músculos que ajudam a combater a inflamação.

Adaptação no tecido ósseo

Do ponto de vista mecânico, os ossos têm tripla função:

- sustentar o corpo, dando suporte e forma a este com sua estrutura rígida;
- proteger o organismo ao formar caixas ósseas e barreiras de proteção das vísceras que possibilitam o funcionamento estável do corpo;
- constituir-se em alavancas mecânicas responsáveis pelo movimento.

Os ossos não são elementos estáticos. Do nascimento até aproximadamente os 20 anos de idade, eles crescem em largura e em comprimento. Esse processo é encerrado quando as epífises ósseas são fechadas e calcificadas. Nos interior dos ossos encontra-se a medula óssea, responsável pela fabricação de células sanguíneas.

As articulações atuam no corpo como dobradiças, rolamentos e junções de dois extremos ósseos. As células estão distribuídas em função de uma matriz e tecem um sistema de linhas de tensão no interior dos ossos, formando as trabéculas. As células ósseas produtoras do tecido ósseo são os osteoblastos, e as que o absorvem são os osteoclastos. Nos locais onde houver maior passagem de força haverá mais linhas horizontais e verticais, aumentando o depósito de células ósseas e de sais de cálcio.

COMPORTAMENTO MOTOR: CONTROLE, DESENVOLVIMENTO E APRENDIZAGEM

Dada sua importância, dois conceitos merecem ser esclarecidos: motricidade e comportamento motor. Motricidade é uma qualidade inerente a todo ser humano e que lhe permite a realização de movimentos. É um conceito abrangente, pois inclui diversas formas de expressão motora e diferentes níveis de regulação. Por comportamento motor entendemos a componente observável da motricidade, dotada de significado e modelável por inúmeros fatores. O comportamento motor investiga a forma como os seres humanos controlam seus movimentos e aprendem tarefas motoras. O comportamento motor tende a modificar-se com a idade, sendo quase sempre estudado em três disciplinas: controle motor, desenvolvimento motor e aprendizagem motora.

Desenvolvimento motor

O estudo do desenvolvimento motor descreve e explica as modificações qualitativas e quantitativas observáveis no comportamento motor humano ao longo da vida. Trata-se de um sistema complexo, dada a interação de múltiplos componentes. Estes consistem em fatores intrínsecos ao indivíduo – como peso corporal, força muscular, suporte postural, temperamento – e extrínsecos a ele – como condições do ambiente e situações específicas da tarefa a ser realizada.

"Mudança" é uma palavra-chave no conceito de desenvolvimento, não apenas no que se refere ao surgimento de comportamentos, mas também à perda deles. O desenvolvimento motor é um fenômeno que produz melhorias na performance motora, mas também perdas e diminuições ao longo do ciclo da vida. Tomando a marcha como exemplo, partimos da inabilidade para a aquisição da habilidade e, em seguida, para a deterioração desta, podendo chegar à perda da habilidade na idade avançada – ainda que o significado de andar no início da vida e a dificuldade de locomover-se no fim dela tenham sentidos bem diferentes.

O processo de desenvolvimento tem início na fusão entre um óvulo e um espermatozoide, passa por diversas etapas e termina com a morte.

Na fase intrauterina, o desenvolvimento não se restringe ao crescimento físico. A motricidade também passa por transformações até atingir, no momento do nascimento, uma sofisticação considerável, tanto no que se refere à capacidade adaptativa quanto à potencialidade para o desenvolvimento. O bebê nasce com capacidade de ver, ouvir, cheirar, reagir ao toque, mamar e chorar. Essas bases sensoriais e motoras serão os alicerces do desenvolvimento motor.

Do nascimento aos 18 meses, diversas mudanças ocorrem. No recém-nascido, não há integração entre o córtex motor e a medula espinhal pela falta de mielinização dos nervos; porém, como a medula espinhal já está mielinizada, possibilita ações motoras reflexas como sucção, preensão palmar e plantar, reflexo da marcha etc. À medida que os nervos vão se mielinizando e as células do cérebro aumentam, aparecem movimentos voluntários, como rolar, sentar, manipular objetos, enxergar ao longe etc. À medida que, após várias tentativas, a criança consegue comandar seus movimentos, eles deixam de ser reflexos. Ou seja, uma estrutura superior do cérebro substitui a reação reflexa.

Nos primeiros tempos de vida, os cuidados maternos são decisivos. Essa responsabilidade de estimulação incorpora, com o tempo, outros e novos agentes que alargam as fontes de interferência no desenvolvimento. Tais interações fomentam aspectos fundamentais, como a nutrição, a organização de hábitos e a modelação de comportamentos por intervenção educativa ou imitação. Aos poucos, o organismo torna-se apto para realizar movimentos de considerável complexidade.

A primeira infância (18 meses a 6 anos) também é uma fase muito rica. Por volta dos 2 anos, já existe um repertório motor, que inclui movimentos e habilidades essenciais à maioria das tarefas cotidianas. A criança melhora a capacidade de concentração: sua atenção torna-se mais focada e seletiva. Ela exibe um controle motor global, fino, e apresenta ações motoras básicas cada vez melhores, como andar com segurança, correr, subir escadas, pular, segurar um lápis e desenhar.

Praticamente todas as unidades fundamentais de comportamento motor do adulto são observáveis no final da primeira infância, das mais exigentes em precisão e minúcia – como as de preensão – às habilidades globais orientadas para a locomoção, a organização postural ou a manipulação de objetos presentes na maioria dos jogos infantis.

Durante a segunda infância (6 a 12 anos), a criança torna-se mais resistente, forte, coordenada e veloz, possibilitando uma modificação quantitativa das atividades físicas, com reflexos na natureza das brincadeiras preferidas – sobretudo na manifestação de uma tendência para a especialização-individualização do seu comportamento. A partir de então, ocorrem combinações de ações motoras básicas. Assim, a criança consegue andar de bicicleta, nadar, jogar bola e realizar outras atividades que requerem considerável coordenação motora. Há um desenvolvimento cognitivo significativo com a aquisição da leitura, da escrita, da lógica indutiva e da matemática básica.

No final desse período, dá-se o salto pubescente, durante o qual ocorrem profundas transformações hormonais, morfológicas, motoras e comportamentais.

Na adolescência/juventude (12 a 20 anos), a puberdade se completa, ocorre o estirão de crescimento e o indivíduo atinge sua altura máxima e a maturidade sexual.

Na adolescência, em geral, acontece uma especialização mais profunda das ações motoras, que restringe e ao mesmo tempo aperfeiçoa as opções motoras individuais. Nessa fase, com a combinação de ações de movimento básicas estabilizadas, pelo acúmulo da repetição de gestos associado à variabilidade, pode-se aprofundar o treinamento esportivo, melhorando o desempenho e a eficiência motora.

Nessa direção, a formação de uma habilidade motora específica, como a habilidade de fazer cestas no basquetebol, não resulta apenas da aprendizagem particular de tal habilidade, mas de um processo de diversificação de outras, como andar, correr, saltar e arremessar. Por exemplo: o andar inicialmente é instável; assim, a criança fica propensa a muitas quedas diante de pequenas variações no seu deslocamento e no contexto em que se desloca. Aos poucos, o andar varia em velocidade, direção e forma. Ao atingir determinada velocidade, o andar passa a apresentar uma fase aérea, alterando de forma radical sua estruturação espaço-temporal e resultando numa forma primitiva de corrida. Esta, por sua vez, passará pelo mesmo processo de diversificação, assim como outras habilidades.

Na idade adulta, a busca de maior eficiência motora continua por muitos anos, desde que se mantenham a prática e as repetições das ações, permitindo uma exposição ao esforço. Por outro lado, quando diminuímos a exposição ao esforço, a eficiência motora degrada. Isso acontece em razão do sedentarismo ou da exposição a trabalhos cada vez mais especializados, com pouca variabilidade de gestos. Contudo, independentemente da idade, sempre é possível aprender, desde que se empreguem esforço e prática.

Na velhice, inevitavelmente, dar-se-á uma progressiva redução das possibilidades corporais, acompanhada de alterações estruturais e funcionais de intensidade e extensão variáveis. Foram identificados níveis diferenciados de desempenho na descrição do arremesso por idosos. Na tarefa de levantar-se do chão, alguns padrões de ação foram observados apenas em idosos. E, na tarefa de subir degraus, observou-se um pequeno declínio de desempenho, com aumento da variabilidade das intertentativas. No idoso, quase sempre a mudança na demanda da tarefa é acompanhada por uma modificação na forma como o movimento é executado.

Controle motor

O controle motor é o processo de organização e regulação dos mecanismos essenciais à produção de movimento. Tais mecanismos iniciam-se com uma solicitação, que pode ser externa (música, exercício físico, subir ou descer uma escada, tarefas diárias) ou interna (motivação, desejo, fome). Desencadeia-se uma sequência que envolve o processamento perceptivo e cognitivo do ambiente corporal e da tarefa, isto é, a tomada de decisão e a resposta motora. Esse processo de controle motor resulta num movimento corporal ajustado pelo indivíduo para ser adequado à demanda do ambiente.

A tomada de decisão é a intenção da resposta motora e envolve as áreas corticais, subcorticais, sensoriais e motoras do SNC, que, juntas, elaborarão o plano de ação e farão o recrutamento dos músculos que se acham implicados na execução desse plano.

Aprendizagem motora

A aprendizagem pode ser definida como o conjunto de modificações estruturais permanentes que se refletem numa alteração do comportamento. As modificações estruturais ocorrem em consequência da prática do indivíduo, em diferentes níveis (no sistema nervoso, muscular etc.), entendendo-se às alterações do comportamento como processos adaptativos. Assim, a aprendizagem é considerada uma adaptação crônica que perdura ao longo do tempo.

A aprendizagem motora pode ser entendida como um processo de solução de problemas motores que leva à aquisição de habilidades motoras. Nesse processo, que requer muita prática, ocorrem mudanças na capacidade do indivíduo de executar uma habilidade, havendo melhora permanente, fruto da prática ou da experiência.

Como as transformações estruturais que resultam da prática apenas se inferem pelas alterações comportamentais, a avaliação do nível de aprendizagem do indivíduo só pode ser realizada pela observação de alteração no desempenho. Não é possível observar diretamente a aprendizagem. Observamos diretamente o comportamento na execução da tarefa motora. É por meio da observação da performance que determinamos se o comportamento observado reflete o aprendizado.

Consideramos, assim como alguns autores, que cada execução de uma tarefa motora tem um desempenho. Dessa forma, caminhar, correr, rebater ou chutar uma bola, dançar, beber em um copo, escrever e dirigir são exemplos de desempenho – assim como disputar uma partida de uma modalidade esportiva. Esperamos que durante o processo de aprendizagem motora sejam observadas mudanças no desempenho que apontem para uma consistência na quantidade de acertos.

No entanto, nem sempre a melhor performance significa mais aprendizagem. Determinados fatores, como a fadiga ou o uso de substâncias dopantes, podem alterar o desempenho do indivíduo sem que isso reflita qualquer alteração estrutural permanente.

Para tentar explicar as mudanças internas, observamos fases características de execução do movimento. Para analisar a aprendizagem, é comum considerar três fases distintas: de aquisição ou cognitiva; de retenção ou associativa; e de transferência ou autônoma. Entenda-se por fase de aquisição o elevado empenho cognitivo do sujeito para realizar a tarefa motora, durante a qual a compreensão sobre o objetivo e as componentes da tarefa constituem as principais preocupações do aprendiz. Entre outros aspectos, ele necessita identificar o objetivo da tarefa, decidir o que e quando fazer, o que não fazer e selecionar as informações mais relevantes para executá-la.

Nessa fase, a instrução, a demonstração e o uso de outras fontes de informação visual (como fotos e vídeos) ou verbal são fundamentais. Ela se caracteriza pela elevada quantidade de erros no desempenho e pela dificuldade do executante de perceber o que está errado e, consequentemente, determinar o que corrigir na próxima execução para melhorar sua performance.

A fase de retenção é caracterizada pelo aumento da estabilidade do desempenho durante as repetições da tarefa. Esse aspecto é importante porque indica a ocorrência de aprendizagem. Ao mesmo tempo, a frequência de erros cometidos tende a diminuir e a correção deles revela o desenvolvimento das referências sensoriais. Nessa fase, pode-se avaliar a capacidade do indivíduo no desempenho do movimento adquirido em consequência da prática.

Na fase de transferência, produz-se um movimento já aprendido, acrescido de alterações em suas características temporais ou de intensidade. É falar, de forma genérica, de como um conhecimento adquirido em determinada situação se aplica ou não a outras situações. De acordo com Cadima, Matos e Barreiros (2000), o nível de desempenho dessa fase corresponde à transferência de aprendizagem na tarefa praticada durante as fases de aquisição e de retenção.

Desenvolvimento motor e força dinâmica

Durante as diferentes etapas do desenvolvimento humano, variam a exposição a diferentes forças e a capacidade do corpo de interagir com o ambiente, o que gera modificações no comportamento motor. Reagimos à gravidade ao satisfazermos nossas necessidades vitais (respiração, alimentação e locomoção) e adquirirmos habilidades motoras específicas (escrever, falar, tocar instrumentos, brincar, escalar). Dependendo da quantidade e da qualidade de forças às quais o corpo estiver exposto, teremos determinado comportamento motor e uma organização específica dos segmentos do corpo, o que nos confere uma característica individual.

No auge fisiológico da adolescência e do adulto jovem, o corpo – principalmente no caso de atletas, músicos e dançarinos – repete muitos movimentos, expondo diversos tecidos corporais à passagem constante de forças. O controle motor adquirido será determinante na eficiência das habilidades executadas e no aparecimento de lesões por excesso de carga ou esforços repetitivos.

Em adultos e idosos sedentários, observa-se a diminuição da força de reação ao solo, que pode estar associada ao déficit de habilidades motoras. A consequente perda de força muscular dos membros inferiores faz que as estruturas superiores do corpo (cabeça, membros superiores e tronco) achatem ainda mais as estruturas inferiores, pois a gravidade atua sem a mesma contraposição da ação muscular. Tal fato pode levar inclusive à perda de altura dos indivíduos. (Figura 1.7)

Com o tempo, pela diminuição dos estímulos e do fluxo de forças, poderá ocorrer perda de força, de resistência, de alongamento, de equilíbrio e de coorde-

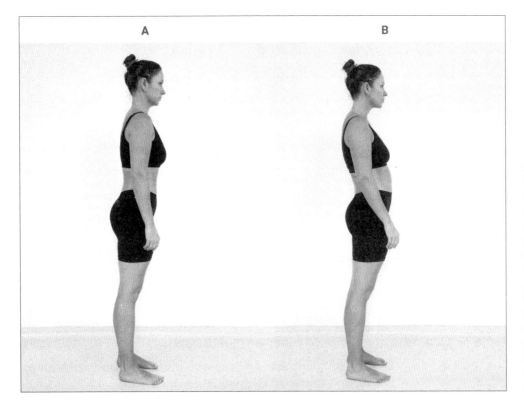

FIGURA 1.7
Foto comparativa da mesma pessoa no plano sagital. A) uso adequado da força dos membros inferiores; B) uso diminuído da força dos membros inferiores. Na posição A, o indivíduo apresenta maior altura corporal.

nação motora, o que prejudica a capacidade do corpo de manter a postura e o equilíbrio. Isso interfere na capacidade do corpo de permanecer parado em pé, sentado ou em deslocamento, alterando o padrão motor da marcha.

A independência motora ao longo da vida está associada à capacidade de nos deslocarmos sozinhos no espaço. A marcha é o movimento humano mais comum e garante autonomia no deslocamento espacial e nas tarefas de sobrevivência básicas, como a alimentação, a higiene ou as atividades de lazer. A marcha é tão importante como respirar, mas não surge automaticamente: ela precisa ser aprendida.

O aprendizado começa muito cedo, quando o bebê observa quem já caminha. A possibilidade de executarmos um passo depende da maturação do sistema nervoso. Nosso desejo de contato com pessoas e objetos impulsiona-nos para o movimento e, de forma repetitiva, a realizar gestos como arrastar-se, empurrar objetos, engatinhar, levantar-se e abaixar-se e manter-se parado em pé com e, posteriormente, sem apoio. Assim, desenvolvemos o equilíbrio e a força necessários para caminhar.

Ao longo do processo de desenvolvimento motor, as alterações na modulação de força acompanham a aquisição e a perda de habilidades e gestos motores. Como vimos, a aquisição de gestos tem relação com a capacidade do SNC de inibir reflexos, inseguranças e/ou medos e de sentir segurança/motivação para se expor a novos gestos motores. Dessa forma, o desenvolvimento da força muscular é apenas um dos fatores que propiciam ganhos e perdas.

Depois de adquirir a marcha, um programa motor consolida-se e garante que os próximos passos serão parecidos com os anteriores, mostrando a existência de um padrão.

O aprendizado da marcha e os ajustes no programa motor para as demandas ambientais atingem o amadurecimento no final da primeira infância, quando a criança tem condições de se ajustar a diferentes ações motoras (andar na ponta do pé, sobre os calcanhares, com um pé só, praticar jogos, pular corda) e adequar-se a diferentes superfícies (areia, grama, asfalto, pedregulhos, taco, pisos emborrachados etc.).

Depois de aprender a marcha, desenvolvemos ao longo da vida diversos ajustes orgânicos, que, à medida que surgem, modificam nosso corpo ou nosso estilo de vida (se engordamos, se emagrecemos, se engravidamos, se fraturamos um osso, se iniciamos uma atividade física, se nos deprimimos, se nos estressamos, se desempenhamos um trabalho repetitivo etc.).

Do período fetal à organização motora do adulto, o sistema nervoso sofre numerosas modificações morfológicas e funcionais endógenas, cujas consequências levarão ao amadurecimento individual. Esse amadurecimento, específico de cada indivíduo, é fruto de transformações progressivas, moldadas pela experiência. São os fenômenos fisiológicos que mostram toda a importância da aprendizagem. Para Viel (2001), andar é, antes de tudo, manter-se em pé. É deixar-se guiar pelos automatismos adquiridos ao longo do amadurecimento simultâneo do sistema nervoso e locomotor.

Aprendizagem motora e força dinâmica

Por meio de um programa de atividades motoras, podemos melhorar o ajuste corporal voluntário e o padrão de execução das posturas do parado em pé, do sentado, do deitado e da caminhada. Um programa que envolva aprendizagem do controle do movimento não acontece sem prática. Prática, por sua vez, envolve repetição para aprender a detectar e corrigir erros. Somente a percepção não é suficiente para mudar um padrão motor. Se, na fase inicial, a exposição às repetições não for o objetivo principal, nem mesmo um trabalho corporal detalhista garante o aprendizado. No entanto, não basta a repetição pela repetição. A cada tentativa há de se pensar no objetivo, elaborar um plano de ação, executar o movimento, avaliar o resultado e, se necessário, modificar o movimento na próxima tentativa. Para que o aprendizado aconteça, a prática deve ser consciente.

Trata-se da etapa inicial no processo de construção de um corpo mais saudável. Na força dinâmica, estamos atentos às fases de aprendizagem e atuamos em cada uma delas a fim de oferecer informações para que esse processo de construção de uma corporidade mais saudável ocorra.

O profissional tem o papel fundamental de ajudar o praticante, em cada repetição, a detectar e corrigir erros, a tornar a repetição consciente. Com instrução verbal e demonstração, o profissional ajuda o praticante a pensar nos objetivos do movimento, avaliar o resultado e realizar ou não alterações. É preciso, ainda, estar atento para que tais interferências não atrapalhem o ritmo de execução dos movimentos.

Para que haja aumento no desempenho de uma habilidade, é necessária a execução de um número de repetições em determinado espaço de tempo. O ajuste da relação entre a quantidade de informação dada ao praticante e o ritmo de execução das repetições não é trivial. Ele requer capacidade de observação e conhecimento refinados tanto de cada fase do movimento a ser aprendido quanto das informações essenciais a ser assimiladas – e de como estas podem ser transmitidas de forma sucinta. Daí a precisão de cada informação verbal ou demonstração dada.

No caso do programa de força dinâmica, inicialmente é necessária a compreensão do objetivo de cada novo ajuste postural proposto para que haja uma melhor transmissão de força. Entre outros aspectos, o praticante necessita identificar as posições articulares da caminhada, do parado em pé, sentado e deitado, decidir que ajustes fazer e quando e o que não fazer – além de selecionar as informações mais relevantes.

É fundamental que o executante perceba os desajustes e não fique ansioso por não saber que ajuste fazer. Sem perceber o desajuste, não há como inibi-lo. A ação motora de um ajuste pedido pelo professor pode visar inibir um desajuste.

De início, usamos a prática sistemática da marcha e diversos exercícios de força e percepção, a fim de possibilitar a repetição de um grupo de gestos motores e contribuir para a retenção da forma de aplicação de força naquele movimento.

Por meio do treinamento de diversos exercícios específicos, o corpo aprimora e aumenta a estabilidade da transmissão de força nos gestos motores. A percepção corporal é aperfeiçoada, uma vez que o sistema neuromuscular é adaptado para reconhecer novas possibilidades de movimentar-se e usar o corpo de modo mais eficiente. Ressaltamos que mantemos por alguns meses diversos desses exercícios para que os praticantes aprendam a ajustar o corpo em cada um deles.

Com a prática, constatamos um aumento da estabilidade do desempenho durante a repetição dos exercícios. Observamos com clareza que, ao mesmo tempo que a frequência de erros cometidos tende a diminuir, a correção deles revela o desenvolvimento das referências sensoriais. Verificamos que, com a prática, aumenta a capacidade do indivíduo de aplicar os ajustes adquiridos no parado em pé e na caminhada. Porém, a simples exploração das sensações cinestésicas não garante por si só o aprendizado. É necessário ir além para que ajustes motores sejam incorporados. Por fim, trabalhamos nas alterações temporais e de intensidade na aplicação desses ajustes. A execução do movimento passa a requerer menos atenção ao que já foi aprendido no parado em pé e na caminhada.

Iniciamos o processo de aprendizagem dos nossos exercícios e do nosso modelo de caminhada respeitando cada etapa de aprendizagem motora. Usamos ainda como conteúdo do nosso programa a organização da ação de força em tarefas básicas cotidianas (vestir-se, sentar e levantar de um sofá, lavar e passar roupa, brincar com crianças pequenas) e em tarefas específicas (ficar parado sentado, subir uma escada, correr, pedalar, nadar, tocar, dançar).

> "**É um novo aprendizado.** Seu cérebro vai apreender essa nova posição. Porém, a tendência do corpo é a de voltar para a zona de conforto, a posição conhecida. Assim acontece também com nosso comportamento e nossas emoções. Racionalmente, entendemos como as coisas estão funcionando e como estão dando errado e nos trazendo lesões e dor. Pesquisamos possíveis alternativas. Uma vez escolhidas, refletidas ou sugeridas novas atitudes, devemos pô-las em prática e nosso cérebro deve reaprendê-las. E esse é um exercício consciente.
>
> Muitas vezes percebemos que estamos errando, agindo de forma não muito saudável, que estamos nos prejudicando ou prejudicando os outros. Depois, pensamos na atitude que deve ser tomada. E inúmeras vezes fantasiamos que tudo mudará porque foram descobertos o problema e sua solução. Grande erro!
>
> Esse é só o começo. Depois vem o treino. Identificar o que deve ser mudado é fundamental, mas o treino e o esforço de mudar é a outra metade indispensável.
>
> O desafio é: sempre que estivermos prestes a agir da forma que identificamos como errada, lembrar-nos disso e agirmos de modo diferente. No começo dói, como na fisioterapia. O corpo não está preparado, existe toda uma acomodação e um condicionamento para alcançar o desafio, mas depois ele se transforma em algo natural. E mais saudável."
>
> Taly Szwarcfiter
Psicóloga e coaching

Não estamos falando de uma marcha comum, mas de um modelo que demanda toda a potencialidade de força aplicada em cada lado do corpo que, depois, possa ser transferida para outros gestos. Tendo a motivação necessária para modificar um padrão, trabalhamos a consciência por meio da percepção da força aplicada no gesto motor, tornando-o uma ação voluntária e oferecendo assim possibilidades de aprendizagem.

O resultado desse processo é a adaptação crônica do sistema neuromuscular, o que garante uma aplicação de força mais saudável. Durante a fase de aprendizagem, alguns alunos ou pacientes dizem: "Isso não é natural". Mas, na verdade, o que seria natural?

Em matéria publicada em 2012 por Cassius Leitão e Richard Souza no site do jornal Globo Esporte, podemos observar a importância do aprendizado motor. Intitulada "Vagner Love revela segredo dos gols de canhota: bolas de tênis na infância"[1], a reportagem afirma que o jogador

> é destro, mas os gols marcados com a camisa rubro-negra também apontam a eficiência de um canhoto. Somadas as duas passagens – primeiro semestre de 2010 e a atual [pelo Flamengo] – o atacante fez 30 gols em 38 jogos. Do total, 13 foram marcados de direita, a chamada perna boa, três de cabeça e um de barriga. O desempenho com a perna esquerda, no entanto, é o que chama a atenção. Love também fez 13 gols com ela. [...] Ele nem havia notado, mas a explicação está nas bolinhas de tênis.
>
> — Não tinha me dado conta (risos). Eu sou destro, mas desde quando comecei a jogar, com uns 11, 12 anos, comecei a treinar com uma bolinha de tênis com a perna esquerda. Quicava a bolinha e chutava para onde o nariz apontava. Depois, fui aperfeiçoando, treinando. Hoje, direita e esquerda são praticamente a mesma coisa. Iguais.
>
> Ele passou longe da raquete. A ideia veio da necessidade. Love conta que a família não tinha condições de comprar uma bola de futebol.
>
> — Nunca joguei tênis. Meu ex-padrasto conseguia bolinhas de tênis. Eu não tinha como comprar a bola certa. Era o que tinha para poder aprender. Veio na minha cabeça, tinha que aprender de alguma forma e comecei a treinar sozinho. Era mais fácil. A bolinha quicava e eu chutava. Chutava na parede e fui aprendendo.

1. Disponível em: <http://globoesporte.globo.com/futebol/times/flamengo/noticia/2012/03/vagner-love-revela-segredo-dos-gols-de-canhota-bolas-de-tenis-na-infancia.html>. Acesso em: 8 ago. 2014.

Parte da inspiração ele foi buscar em jogadores ambidestros que via pela televisão.
— Via Romário fazendo gols com as duas pernas, ele chutava muito de esquerda.
[...] Comecei a treinar e está me dando resultado hoje.

CONTROLE POSTURAL

Teorias mais recentes do controle motor defendem que o sistema de controle postural emerge de uma interação entre os sistemas nervoso e musculoesquelético. Segundo essas teorias, a organização dos elementos do sistema de controle postural é influenciada pela ação motora a ser desempenhada e pelo ambiente em que ela é realizada. O controle postural, portanto, é construído voluntariamente na relação humana da ação motora com o ambiente, estando seu desenvolvimento ou sua deterioração associado à capacidade de construção ou degradação de representações internas relacionadas com a postura.

O controle postural está envolvido em qualquer ajuste mecânico e comportamental, produzindo ou inibindo forças internas em oposição à força da gravidade ou a outras forças externas. A nossa consciência dos objetos é o produto final de um longo e complexo processo que começa com a energia física que estimula os órgãos dos sentidos (luz, no caso da visão, ou ondas sonoras, no caso da audição) e termina com a interpretação central da informação proveniente dos receptores. A percepção não ocorre na ausência de sensação, pois é um processo ativo de interpretação da informação sensitiva.

> A postura exprime a maneira pela qual o organismo enfrenta os estímulos do mundo exterior e se prepara para reagir a eles. A postura é a forma resultante das forças que atuam no corpo. A repetição dos movimentos esportivos bem coordenados e com a correta aplicação de força desenvolve padrões de posturas adequados a cada modalidade esportiva. (Viel *et al.*, 2001, p. 73)

AS INFORMAÇÕES SENSORIAIS E A TOMADA DE DECISÃO NO CONTROLE POSTURAL

Para funcionar, o sistema nervoso necessita primeiro receber informações e, depois, ter a capacidade de tomar decisões. A informação chega através dos nervos aferentes, alimentando a percepção sensorial, ou seja, a capacidade de tomar decisões encontra-se nos programas motores do sistema nervoso central.

Por exemplo, se o indivíduo não percebe um obstáculo (a informação), possivelmente tropeçará; porém, se o percebe e não dispõe de recursos para superá-lo, provavelmente o transporá com alguma dificuldade, com desequilíbrio ou tropeço, ou talvez nem consiga superá-lo. Isso mostra limitações nas vias sensoriais e motoras.

Os recursos motores têm um tanto de genética e muito de aprendizagem motora do cotidiano. Na posição sentada, podemos pensar em algumas variações dos pés: dois pés no chão, dois pés na cadeira; pernas cruzadas; um dos pés no chão e o outro na cadeira. Tais variações da posição da base do corpo são sentidas no organismo inteiro, passando por quadril, coluna lombar, torácica, cervical, membros superiores e cabeça. Esses recursos também são influenciados pela aprendizagem esportiva (ambiente aquático ou terrestre, com ou sem bola) ou artística (música, dança, teatro).

O SNC recebe as informações sensoriais, interpreta-as e envia uma ordem. No momento de ordenar uma ação, devemos estar atentos ao objetivo que se quer alcançar e às condições ambientais e externas ao corpo. Aprender adequadamente supõe tanto "automatizar" os elementos motores básicos como dispor da capacidade de modificar, corrigir e adaptar a ação em pleno processo de execução. Isso fica claro quando reagimos eficazmente diante de um imprevisto na calçada.

As ações motoras na vida doméstica das grandes cidades atualmente envolvem uma redução dos riscos. Isso faz que lidemos com uma baixa incidência de imprevistos externos, mas ao mesmo tempo sejamos exigidos, apesar da baixa ocorrência, a variar de postura: do deitado para o sentado, do sentado para o em pé e do em pé para o sentado, por exemplo.

O CONCEITO DE COORDENAÇÃO MOTORA

Coordenação motora é a organização das diferentes partes do corpo na execução de ações motoras, como apanhar um objeto, subir uma escada ou executar passadas sucessivas, como na corrida e na marcha. Em função da forma da coordenação adotada para a execução dessas ações, a força propaga-se no corpo por determinado caminho. Assim, cada indivíduo encontra uma solução cognitiva e motora, bem como uma maneira de organizar seu corpo.

Quando duas ou mais partes do corpo trabalham em conjunto para executar uma ação, consideramos que elas estão em sinergia. Podemos definir coordenação motora como a qualidade de sinergia que permite combinar a ação de diversos grupos musculares, ossos, nervos, tendões e ligamentos na realização de uma sequência de movimentos.

Ao observar a coordenação motora de uma pessoa, verificamos sua sinergia ou resposta motora, que pode ser mais ou menos eficiente. Usamos a percepção cinestésica para tornar consciente o caminho que a força percorre pelo corpo. A partir daí, procuramos modificar as sinergias oferecendo soluções eficazes para os problemas de coordenação que afetam a postura e o desempenho esportivo.

O CONCEITO DE ROTAÇÃO ÓSSEA DURANTE O MOVIMENTO ARTICULAR

Mesmo não sendo de fácil definição, o conceito de rotação dos ossos precisa ser entendido com o máximo de clareza, uma vez que essas rotações se manifestam o tempo todo e em qualquer movimento humano.

Durante um movimento articular, seja de flexão, extensão, abdução ou adução, existe o componente rotacional de um osso em relação ao outro (Figura 1.8). Isso ocorre porque diversos músculos cruzam os ossos e, quando trabalham, ocorre neles uma forma de torção. Além disso, quando acontece uma contração muscular qualquer, o movimento resulta sempre em determinado grau de rotação, pelo fato de os tendões se inserirem numa parte específica do osso.

Façamos uma comparação. O eixo de uma dobradiça é sempre fixo, porque a porta e a parede nunca se movimentam em conjunto. Já os ossos do corpo humano estão se movimentando constantemente, apresentando os eixos articulares

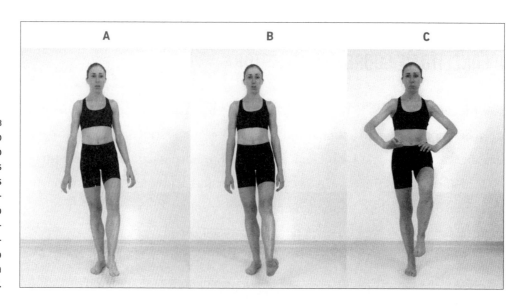

FIGURA 1.8 Fotos em plano frontal mostrando variações das rotações ósseas do membro inferior elevado do solo. Consideramos mais adequado o movimento mostrado na imagem C.

uma vasta gama de respostas. Para dar um passo, temos de nos apoiar num pé e, ao mesmo tempo, dobrar o joelho do outro membro. Nesse momento, o fêmur do membro que se acha no ar pode estar em rotação externa ou interna em relação à pelve. Se estiver em rotação externa, o joelho aponta para fora; se estiver em rotação interna, o joelho aponta para dentro.

Para estabilizar qualquer articulação na postura parado em pé e na caminhada, os músculos devem trabalhar de forma integrada. Eles são tracionados em sentidos opostos de rotação, ou seja, os músculos de um lado da articulação rodam num sentido e os músculos do outro lado rodam no sentido aposto. Assim, o ponto de estabilidade articular sempre apresenta algum componente rotacional em relação à linha média do corpo.

O CONCEITO DE LATERALIDADE MOTORA E A ASSIMETRIA NA APLICAÇÃO DE FORÇA

Lateralidade motora é um aspecto da motricidade que investiga as diferenças entre os lados direito e esquerdo do corpo no que se refere a preferências e assimetrias laterais de desempenho na execução de ações motoras. A preferência lateral é a predisposição para escolher membros ou órgãos sensoriais de um lado ou de outro do corpo, em diferentes tarefas.

A observação deve incluir todo o esqueleto. Por exemplo: quando subimos degraus, preferimos distintamente um dos lados. Ou seja, enquanto um dos membros inferiores é mais usado para ser elevado do chão e posicionado primeiro no alto do degrau, o outro é exigido para sustentar o peso de todo o corpo enquanto o pé que está no ar não começar a empurrar o chão. O corpo só será deslocado para cima quando o pé que está em cima do degrau tiver condições de empurrar o chão e equilibrar o corpo (Figura 1.9).

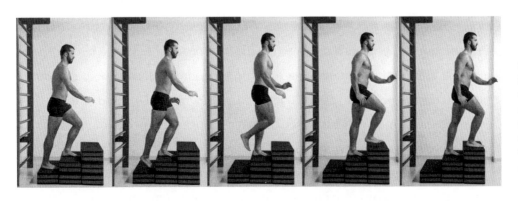

FIGURA 1.9
Subida de um degrau com apoio no pé esquerdo. O peso corporal deve ser transferido do pé de trás para o pé da frente.

Em geral, interferimos no ajuste dessa ação procurando atenuar as assimetrias na aplicação de força entre os membros inferiores. Para trabalhar a simetria corporal, é preciso enfatizar a função de apoio do lado dominante cerebral. O destro, por exemplo, deve diminuir as deficiências de apoio do lado direito. Além disso, elaboramos e utilizamos exercícios simétricos com o objetivo de aumentar a percepção. Eles ajudam a perceber a diferença de força e de ajuste entre os lados corporais na mesma tarefa. Isso faz que um lado ensine o outro a melhorar sua execução. Os dois lados devem se modular para realizar a tarefa em simetria, tendo o esquema motor papel fundamental nisso. Para se manter simétrico, o corpo trabalha com forças assimétricas.

No início do processo de interferência na postura, temos a impressão de que, ao sermos posicionados organizados e alinhados, estamos tortos. O cérebro tem dificuldade de reconhecer as novas posições adotadas como as mais alinhadas – às vezes pela sensação de diminuição do peso depositado num dos pés; outras, pelo maior cansaço do lado que tem menos tônus e força para sustentar o peso corporal. Na verdade, o que muda é o ajuste sensório-motor na aplicação de força para a manutenção da nova postura. Nesse caso, devemos trabalhar com exercícios com apoio bipodal e os dois lados alinhados, para que o corpo se acostume com a nova relação de força e possa manter a postura.

Em situações corriqueiras, vemos algumas soluções motoras que se repetem em função do obstáculo a ser transposto. Tomemos como exemplo transpor uma guia de calçada numa bicicleta e transpor uma onda. Na praia, antes de a onda bater no nosso corpo, alteramos o tônus muscular. Quando a onda é maior e mais forte, observamos duas reações motoras comuns: dar um mergulho por baixo da onda ou ficar em pé e virar de costas para ela, pois isso nos permite ter o antepé bem posicionado e capaz de frear a aceleração da onda. Assim, mantendo os pés firmes na terra, conseguimos ativar a musculatura dos pés, da pelve e dos abdominais. É curioso notar que ninguém aprende esse tipo de ajuste. Trata-se de uma resposta motora que quase todos repetem espontaneamente.

Na cidade de São Paulo, nos últimos anos, vem crescendo o número de ciclistas. Aos domingos, na ciclofaixa ou em parques, observamos a postura e os ajustes motores a obstáculos similares em diversas pessoas. Levando em conta que a maioria é de destros, quando ela para no semáforo, coloca o pé esquerdo no chão e mantém o pé direito apoiado no pedal, à espera do reinício do movimento. Será esse o lado, mais elevado, que fará força na primeira pedalada e também a força necessária para subir na guia da calçada.

É mais comum perceber nossas limitações e dificuldades motoras nos gestos eventuais, como andar em trilha, movimentar-se sobre uma prancha e galgar degraus altos. É necessário, porém, desenvolver o hábito de observar nossas soluções motoras até nos movimentos mais corriqueiros e aprender com elas.

COMO DETERMINAR A LATERALIDADE

A lateralidade pode ser determinada por meio da observação comportamental. Para isso, pesquisadores elaboraram um questionário para determinar a lateralidade baseado nas ações motoras preferenciais dos membros inferiores. Trata-se do Questionário de Waterloo:

	ES	EF	AMB	DF	DS
Que pé você usa para chutar uma bola que está parada à sua frente e alinhada com um alvo também à sua frente?					
Se você tem de ficar em um pé só, em qual fica?					
Com que pé você costuma mexer na areia da praia (desenhar nela ou aplainá-la)?					
Se você precisa subir numa cadeira, que pé coloca primeiro em cima dela?					
Com que pé você tenta matar um inseto rápido no chão, como uma barata ou um grilo?					
Se você precisa ficar em pé sobre um trilho de trem, em um pé só, que pé usa?					
Se você tem de pegar uma bola de gude com os pés, que pé escolhe?					
Se você precisa saltar em um pé só, que pé usa?					
Com que pé você ajudaria a enterrar uma pá no solo?					
Quando estamos em pé parados, geralmente largamos o peso sobre uma das pernas. Em qual das pernas você mais apoia o peso?					
Já houve algum motivo (uma lesão, por exemplo) que fez você mudar sua preferência em alguma das atividades descritas acima?	Sim ( ) Não ( )			
Alguma vez você treinou uma das pernas em especial para alguma dessas atividades descritas?	Sim ( ) Não ( )			
Se você respondeu sim às questões 11 e 12, por favor, explique:				

Para classificar a lateralidade dos membros inferiores usando o Questionário de Waterloo, deve-se responder às perguntas da forma que lhe pareça mais adequada. Se o sujeito sempre usa um pé para a atividade descrita, deve circular DS ou ES (para direito sempre ou esquerdo sempre, respectivamente). Se frequentemente (mas não sempre) usa o pé direito ou esquerdo, deve circular DF ou EF (para direito frequentemente ou esquerdo frequentemente, respectivamente). Se usa ambos os pés com a mesma frequência para a atividade descrita, tem de assinalar AMB (ambos).

Deve-se não simplesmente circular uma resposta, mas imaginar a realização da atividade e então fazer a marcação. Talvez seja necessário parar e realizar o movimento.

Dependendo da resposta, aplica-se um critério de pontuação em que ES vale -2, EF vale -1, AMB vale zero, DF vale 1 e DS vale 2. Somatórios negativos determinam a lateralidade canhota dos membros inferiores; resultados positivos determinam a lateralidade destra. Se o somatório for zero ou muito próximo de zero, deve-se considerar o indivíduo ambidestro.

FORÇA DINÂMICA E A MODIFICAÇÃO DOS PADRÕES MOTORES E DA FORÇA CORPORAL

O trabalho de força dinâmica visa desenvolver a resistência muscular. Para isso, é preciso aumentar a massa das miofibrilas e das mitocôndrias nas fibras oxidativas. Os métodos de desenvolvimento das mitocôndrias são elaborados de acordo com os seguintes fatores: atividade da fibra muscular, alta concentração de oxigênio no sangue, mínima concentração de íons de hidrogênio na célula e aumento na concentração de hormônios no sangue. O aumento do volume de treino, em geral, leva a um aumento na massa de mitocôndrias das fibras musculares, desde que a acidez celular não aumente significativamente ao longo das repetições.

Uma questão crucial para a organização dos exercícios diz respeito ao desenvolvimento da capacidade de gerar tensão nas fibras musculares oxidativas. Estas são ativadas com estímulos de baixa intensidade e respondem pela capacidade de resistência do sistema musculoesquelético. Como exemplo, pensemos na capacidade de nos mantermos em pé por um longo tempo. Para reagirmos à constante ação da força da gravidade, necessitamos ter uma ação prolongada de sustentação do esqueleto por meio da tensão gerada pelas fibras musculares que suportam um

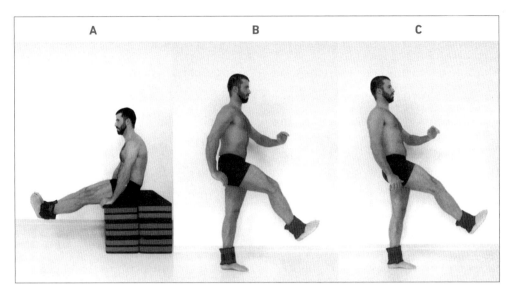

FIGURA 1.10
Postura do corpo durante exercícios de força feitos em pé ou sentado. Na posição sentada (A), ao se elevar ambos os pés, ocorre acentuada flexão da coluna lombar, sobrecarregando a coluna vertebral – o que não ocorre na postura em pé (B). A posição em pé também pode apresentar problemas de execução (C) quando, ao se afastar o pé do centro de massa, desloca-se o tronco para trás.

trabalho prolongado. Para estimularmos tais fibras, devemos escolher exercícios que não interrompam sua contração muscular.

Quando nos exercitamos apenas sentados em máquinas ou deitados no chão, não conseguimos estimular o movimento nas três dimensões do espaço: o plano horizontal fica desativado e não se realizam rotações dos membros e do tronco. A realização de rotações controladas da coxa ou do braço, por exemplo, ativa os músculos biarticulares, que por sua vez ativam o movimento no plano horizontal (Figura 1.10).

A limitação de alguns tipos de treino de força está em não melhorar a sensação-percepção do padrão motor relativo ao gesto da modalidade. No caso da caminhada e da corrida, a falta de consciência dos padrões motores não favorece a percepção das formas de aplicação de força, podendo contribuir para a manutenção de deficiências.

A força é um dos fatores que modelam a motricidade. Nosso método visa à interferência na qualidade da aplicação de força em diversos gestos motores. A aplicação de força não é visível no corpo humano, mas pode ser deduzida da observação da aceleração dos segmentos corporais e das alavancas que o corpo utiliza. Nesse sentido, podemos afirmar que qualquer gesto é composto por um sentido, por uma direção, pela intensidade e pela duração. Esses componentes são essenciais na observação dos gestos, pois é neles que interferimos num trabalho de desenvolvimento da motricidade.

Já a posição, o peso e as circunferências dos segmentos corporais – resultantes da qualidade e da quantidade de aplicação de força – são facilmente medidos.

A ORGANIZAÇÃO DOS EXERCÍCIOS DE FORÇA DINÂMICA

Durante e execução dos exercícios, observamos separadamente cada lado do corpo. Na análise da postura do parado em pé e da caminhada, percebemos diferenças de forma e medida entre os dois lados, relacionando esses dados com as diferenças na incidência de força. Para que os lados trabalhem em equilíbrio, buscamos organizar a ação da força entre os segmentos ósseos e as articulações.

Para que as pessoas tenham sucesso no aprendizado da boa transmissão de força, a prescrição dos exercícios deve conter estímulos adequados às diferenças funcionais de cada lado. Quando a transmissão das forças ocorre dos dois lados do corpo e de forma equilibrada entre os segmentos corporais, temos um corpo saudável.

Usamos o movimento da marcha ou da corrida para estimular o ganho de força e de percepção, necessário para alterar os padrões posturais. Além disso, utilizamos a prática regular desses dois gestos e dos exercícios de força para acumular repetições e reforçar o padrão que está sendo incentivado. Realizamos as mudanças no padrão da marcha partindo da parte inferior do corpo (pés) para a superior (cabeça), pois trabalhamos com o ajuste das articulações simultaneamente com a força de reação do solo (FRS), que vem de baixo.

A intensidade e o volume do treino de marcha e corrida devem ser proporcionais à capacidade de manutenção postural do gesto. O estresse e o cansaço alteram a qualidade do gesto motor. A dificuldade de manter um gesto pode indicar que os músculos ou o cérebro se cansaram. Quando se percebe isso, deve-se fazer uma pausa ou até interromper o treino. O gesto mal executado reforçará padrões indesejados.

Como os praticantes dos exercícios de força treinam descalços, conseguimos observar continuamente os arcos plantares e a relação entre o retropé e o antepé (Figura 1.11) e efetuar eventuais correções. Durante a avaliação inicial, observamos o avaliado descalço no parado em pé, na caminhada e na corrida, mas recomendamos que faça o treino de caminhada e de corrida calçado adequadamente.

Nos exercícios unilaterais, inicialmente, pedimos para que todas as séries sejam feitas primeiro de um lado e depois do outro. Isso facilita a manutenção dos movimentos dos recém-adquiridos ajustes posturais. Uma vez que o praticante já esteja familiarizado com os exercícios, eles podem ser realizados alternando o apoio a cada série realizada. A escolha da carga e do número de repetições nos exercícios de força deve ser aquela que garanta uma boa execução durante toda a série.

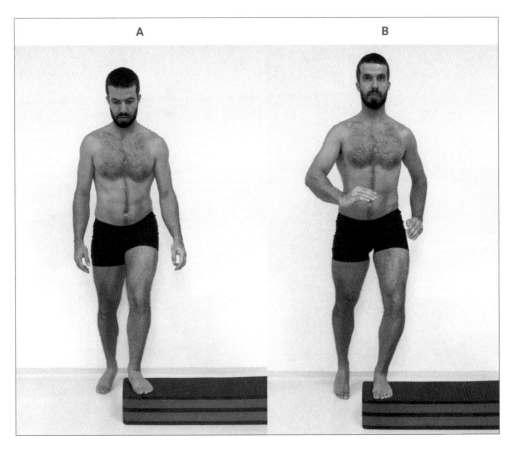

FIGURA 1.11 Posicionamento do pé durante o exercício: A) incorreto e B) correto, com aumento das rotações internas dos ossos dos membros inferiores.

Pedimos que os praticantes sigam o tempo planejado de pausa, pois, como já vimos, ela é parte de um programa de treinamento. O controle do tempo da pausa entre as séries tem relação direta com a intensidade da sessão de treino: quanto menor for a pausa entre as séries, maior será a intensidade do treinamento – e vice-versa.

Durante as sessões de treino, é normal haver flutuações de energia e de disposição, em função do momento do dia e do ritmo de vida do praticante. Em virtude dessas oscilações individuais, o profissional deve ter a sensibilidade de controlar a introdução de novas informações e exercícios, atentando ainda para o aumento de peso ou de séries.

2 A propagação de força pelo corpo

DESCREVEREMOS A SEGUIR a relação entre as diversas forças que atuam no corpo durante os movimentos. A presença de gestos repetitivos indica a existência de estratégias corporais resultantes da interação do corpo com o ambiente. Isso pode ser observado em diversas tarefas motoras cotidianas, como permanecer parado em pé, ficar sentado ou andar.

No caso do parado em pé, mesmo sem ter consciência disso, buscamos apoiar o peso do corpo preferencialmente sobre um dos membros inferiores (Figura 2.1). Esse apoio preferido varia de pessoa para pessoa, mas sempre encontraremos em cada indivíduo padrões de execução para determinado gesto motor repetitivo. Outro exemplo encontra-se na marcha, em que normalmente o membro inferior direito tem predomí-

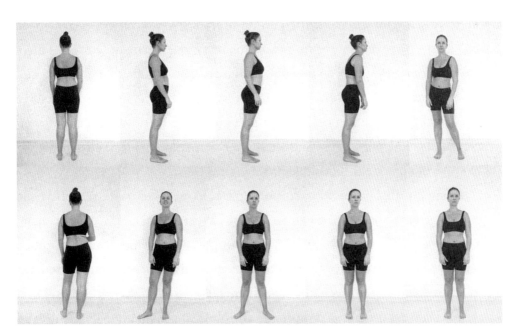

FIGURA 2.1
Variações da posição parado em pé.

nio no momento da aplicação da força de propulsão em comparação com o membro inferior esquerdo. Este, por sua vez, tem, nesse caso, o predomínio da aplicação de força de apoio – o que caracteriza padrões assimétricos entre os lados do corpo.

Embora os dois lados do corpo tenham condições estruturais semelhantes, ao executarmos mais força em um pé do que no outro na caminhada, para subir um degrau ou para ficar parados em pé, desenvolveremos diferenças entre os dois lados do aparelho musculoesquelético. O predomínio de determinada função de força em um dos lados corporais faz que surjam assimetrias. Com relação à qualidade da transmissão de força nos membros inferiores, o fato de um dos lados ser dominante numa função não significa que este apresente uma boa execução e vá conseguir realizar os ajustes motores com mais facilidade que o outro.

É comum o desenvolvimento de padrões assimétricos de aplicação de forças, mas podemos harmonizá-los por meio de interferências específicas com um programa de ensino/aprendizagem motora. Em cada indivíduo, os padrões de movimento estão relacionados à exposição das aplicações de força às quais ele se habitua. Após a formação de hábitos motores, a frequência e a intensidade do uso dos gestos influenciam as assimetrias. Nas metrópoles, por exemplo, muitas pessoas passam horas do dia paradas – sentadas ou deitadas – e ficam pouco paradas em pé ou caminhando. Esse contexto urbano leva-nos a uma adaptação corporal inadequada para a sustentação do corpo contra a força da gravidade e para o ajuste da força de reação ao solo. Tal inadequação tende a piorar consideravelmente à medida que envelhecemos de forma sedentária.

A desadaptação do corpo à força de gravidade acentua os processos de perda de massa óssea e muscular, bem como de função neurológica e a degeneração articular. Isso pode ser observado nos astronautas, que permanecem por longos períodos no espaço. Apesar de manterem uma rotina diária de exercícios em ambientes sem gravidade, quando retornam à Terra sua capacidade de reagir à força gravitacional fica debilitada; eles chegam a ter dificuldade de andar e até de permanecer em pé. Alguns idosos e indivíduos que permanecem acamados por muito tempo podem apresentar dificuldades como essas.

É fundamental expor nosso corpo à aplicação de forças terrestres sob a ação da gravidade para aprimorar e manter a saúde. Precisamos caminhar e permanecer parados em pé, correta e confortavelmente, por algum tempo em nossa rotina diária. Porém, não basta investir mais tempo em caminhar, correr ou ficar em pé. Essas ações precisam ser executadas com a adequada transmissão de forças. Daí a importância de um programa de aprendizado que inclua os ajustes conscientes dos padrões de apoio, de frenagem e de propulsão, e a sinergia entre o movimento do membro que está no ar com o de apoio, o equilíbrio, o ritmo e a força.

Trata-se de perceber, pela via sensorial do SNC, e interferir, pela via motora desse sistema, numa série de padrões relacionados com o estar parado em pé e o caminhar, pois essas são ações básicas ligadas a inúmeras tarefas do dia a dia.

AS FORÇAS QUE ATUAM NO CORPO PARADO EM PÉ

Convidamos os estudiosos e praticantes de métodos fisioterápicos e de treinamento físico que levam em conta, em especial, os desequilíbrios chamados estáticos a nos acompanhar no detalhamento de como se dá a transmissão de forças nos segmentos corporais. Eles poderão julgar se os acréscimos oriundos do conhecimento dos vetores de força tornará – ou não – mais efetivo o trabalho postural que desenvolvem.

É sabido que quando estamos parados em pé, sob o domínio do peso do corpo, nossos ossos, músculos e articulações trabalham para manter a postura e o equilíbrio corporal. A soma do peso de todas as partes do corpo acumula-se mais nos pés. Nosso olhar, ao fazer uma anamnese, pode perceber que o corpo apresenta, basicamente, duas respostas em termos de força:

- A mais comum é uma resposta passiva dos pés à ação do peso corporal, resultando num sentido de força de cima para baixo e com a projeção da linha vertical do centro de massa para os retropés. Acentua-se a ação de apoio do calcâneo, dificultando a ação de empurrar o chão com o antepé; usa-se a tensão dos músculos e dos ligamentos para estabilizar as articulações (Figura 2.2). O problema desse padrão é a acentuada estabilidade das articulações, que dificulta a variação dos pontos da passagem da força; assim, os vetores de força de cima para baixo sofrem pouca interferência do controle do movimento.
- A menos comum é uma resposta ativa dos pés, só possível se a linha de projeção vertical do centro de massa na base de apoio estiver também sob os antepés. Nesse caso, haverá a possibilidade de empurrar o chão, produzindo uma força resultante de baixo para cima e aumentando a ação muscular para estabilizar as articulações (Figura 2.3).

68   FORÇA DINÂMICA

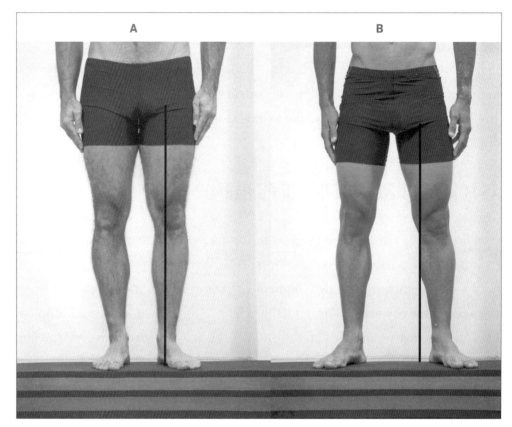

FIGURA 2.2
Um adulto sedentário (A) e um atleta (B) com resposta passiva dos pés no parado em pé. A linha vertical representa a projeção do peso sobre um dos pés.

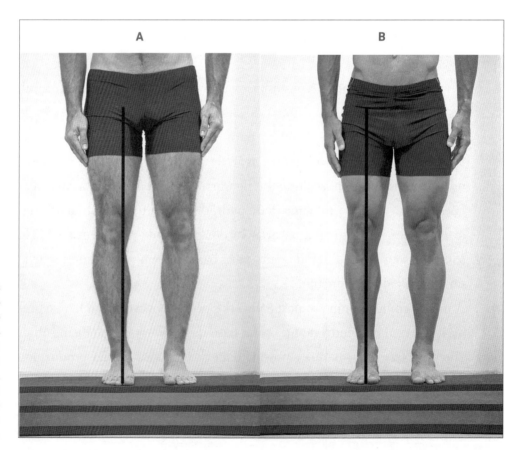

FIGURA 2.3
O mesmo adulto (A) e o mesmo atleta (B) com os pés ativos e bem posicionados para o parado em pé. Em ambos a linha de projeção do peso encontra-se sobre os dois pés.

Em curto prazo, a forma passiva é a mais cômoda para os músculos e o sistema nervoso e, provavelmente por isso, pode ser confundida com uma boa postura. Porém, quanto menos utilizamos o sistema neuromuscular, menos desenvolvemos a capacidade funcional das fibras oxidativas e, portanto, menos resistência teremos no decorrer do tempo para manter a postura em pé.

Isso nos leva a permanecer em pé com a ajuda de apoios ou a buscar um modo de sentar depois de um pequeno período em pé. Apesar de aparentemente cômoda, a forma passiva parece não ser confortável no transcorrer do tempo, pois aumenta a pressão do peso sobre áreas das articulações, tornando incômodo permanecer na posição.

Quando passamos a trabalhar com a forma mais ativa, podemos provocar cansaço muscular e cerebral, pois há uma tendência de regressar à forma passiva. Com o aumento da exposição à forma ativa, porém, o corpo adapta-se e ganha condicionamento; a postura é mantida por mais tempo e o indivíduo sente-se mais confortável ao movimentar-se.

Em São Paulo, o coreógrafo Ivaldo Bertazzo, que desde 1975 dá aulas de movimento e de dança, é um dos precursores em pensar o movimento e como organizá-lo. Ele aponta para a importante relação entre o parado em pé e a caminhada:

> Observando alguns tipos de locomoção humana, percebemos que algumas pessoas, ao caminhar, dão a impressão de que estão indo para trás. Essa expressão de recuo do corpo é decorrente de como a pessoas se organizam para ficar em pé. Não é falso dizer que andamos como ficamos em pé, e ficamos em pé como andamos – ou seja, uma atitude influencia a outra. (Bertazzo, 2010, p. 196)

Antes de aprofundarmos o conteúdo referente a nossas instruções posturais na posição parado em pé, citamos um trecho do livro *Você é tão jovem quanto sua espinha*, de E. Hearn, publicado em 1955 na Inglaterra e em 1964 no Brasil: "Todas as posições em pé são consideradas satisfatórias desde que você se lembre de erguer a caixa torácica para fora do abdome, esticar o pescoço, contrair os músculos abdominais e glúteos e manter os pés no ângulo certo, de modo que o peso recaia sobre a planta dos pés".

Duas observações sobre essa citação. Concordamos com esse autor quanto ao fato de que a postura satisfatória exige uma capacidade de realizar ajustes sensoriais e motores, porém julgamos relevante acrescentar que tal postura precisa ser aprendida, ajustada e repetida num contexto formalizado de ensino/aprendizagem.

Não concordamos, porém, com a ausência da força ativa na descrição da postura: o peso é depositado na base, e o que se segue? Ele continua nos achatando. Para nós, a principal instrução do parado em pé e da postura terrestre não foi mencionada, isto é, a força de reação ao solo sob interferência consciente. Temos convicção de que o resultado do trabalho postural muda completamente, ao se aplicar o conhecimento dos ajustes dos vetores de força. Se o peso corporal recair sobre o pé, veremos um domínio do vetor vertical descendente; se o pé reagir ativamente ao sentir o peso corporal, surgirá o vetor vertical ascendente.

AS ARTICULAÇÕES NA POSIÇÃO PARADO EM PÉ SEGUNDO A FORÇA DINÂMICA

A permanência na postura ereta é uma atividade dinâmica que pode ser notada pela oscilação do corpo. Essas oscilações estão relacionadas às correções necessárias para manter o CM dentro da base. Existe uma instabilidade constante por causa da distância do CM até o solo e pelo fato de a base de suporte formada pelos pés ser relativamente pequena.

Nesse contexto, o termo "equilíbrio" serve para designar o mecanismo de proteção contra quedas. Ou seja, equilíbrio é a habilidade de manter o CM na base de sustentação apesar das instabilidades constantes e das reações bruscas que às vezes precisamos executar.

No parado em pé, quanto mais os pés estiverem afastados lateralmente, maior será a largura da base e mais estável o corpo estará. Todavia, mais passiva será a ação dos pés no controle postural. Nesse caso, o peso corporal estará predominantemente depositado sobre os calcanhares, não havendo condições, como vimos, para a força de reação ao solo ascender, inicialmente pelo antepé.

Ao levar em conta que o corpo é multiarticulado e sofre influências ambientais, culturais e genéticas, cada pessoa desenvolve determinados padrões de permanecer em pé. Nas diferentes posições em pé que observamos e no transcorrer da idade, a ação de apoio do peso corporal fica mais localizada sob o retropé, com pouca pressão de apoio no antepé e sem nenhuma ação de empurrar o solo. Esse ajuste motor repete-se no dia a dia e na caminhada, como veremos mais adiante.

Em reação a essa ação gravitacional que nos achata constantemente, devemos aplicar uma força que possa empurrar o solo e, por conseguinte, nossos ossos. Como fazer isso?

Orientamos essa reação à ação da força da gravidade em qualquer postura do parado em pé. No entanto, existem determinadas formas de fazê-lo. Para que uma força aplicada no pé ascenda e seja bem transmitida, o corpo deve estar organizado de modo que a força se dissipe minimamente em seu caminho.

Cabe lembrar que somente a boa postura não garante a adequada reação à gravidade. Ela deve ser acompanhada da intenção de manter a força e dos ajustes musculoesqueléticos necessários para sustentar a ação por determinado tempo. Para uma boa postura em pé, devemos somar a coordenação com a intenção de aplicar a força de empurrar o chão com o antepé – e isso deve ser repetido para permitir adaptações crônicas em nosso corpo.

Os pés devem reagir à carga constante do peso corporal

As estruturas musculoesqueléticas do pé devem reagir ao depósito do peso corporal. Precisamos observar qual é a reação do pé quando o peso corporal é colocado sobre sua estrutura. Os ossos do retropé e do mediopé (calcâneo, tálus, cuboide, navicular e cuneiformes) devem preservar a formação dos arcos no parado em pé mesmo com as variações dos ângulos articulares e a magnitude do vetor do peso corporal causada pelo movimento do corpo.

No começo do parado em pé, distinguimos os dois padrões posturais pela diferença no controle da força e da estabilidade dos pés:

- O padrão passivo de reação à colocação do peso sobre os pés, quando os pés não desempenham a ação de empurrar o solo. As articulações ficam excessivamente estáveis e o pé apresenta baixo tônus muscular. Do ponto de vista da força, o vetor descendente do peso sobrepõe-se ao ascendente da FRS.
- O padrão ativo de reação à colocação do peso sobre os pés, quando os pés desempenham a ação de empurrar o solo. As articulações ficam estáveis e o pé apresenta um bom tônus muscular. Do ponto de vista da força, o vetor descendente do peso está em equilíbrio com o ascendente da FRS.

Descreveremos a seguir, no parado em pé, como se comportam as diversas articulações com esses padrões de transmissão de força.

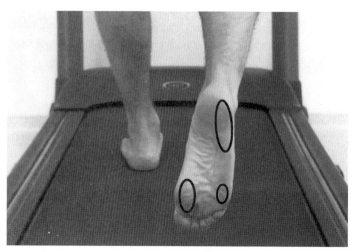

FIGURA 2.4
A planta e os três pontos ósseos do pé destacados em nosso trabalho: base do calcanhar, cabeça do quinto metatarso e cabeça do primeiro metatarso.

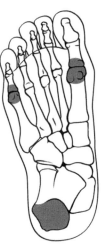

FIGURA 2.5
Apoio de três pontos ósseos do pé.

Os três pontos de apoio do pé e a relação entre o retropé e o antepé

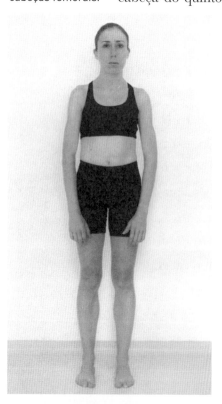

FIGURA 2.6
O plano frontal parado em pé ilustra a largura da base com a distância dos pés equivalente à das cabeças femorais.

Quando estamos na posição parado em pé, para manter o equilíbrio e uma boa distribuição do peso corporal, devemos estar apoiados primordialmente sobre três pontos ósseos em cada pé: a lateral inferior do osso calcâneo, a parte inferior da cabeça do quinto metatarso e a parte inferior da cabeça do primeiro metatarso (Figuras 2.4 e 2.5).

Formamos um apoio de três pontos ósseos (Figura 2.5) que favorece os ajustes de equilíbrio exigidos em diversos gestos corporais terrestres (subir e descer degraus, levantar de uma cadeira, agachar). Quando se adota esse padrão, a pele da planta do pé também pode apresentar sinais do uso em decorrência do atrito: ela engrossa no calcanhar, entre o calcanhar e a cabeça do quinto metatarso e no arco transverso. Esse é mais um sinal referente à adaptação corporal à passagem de força: ocorre aumento da concentração de queratina, o que engrossa a pele nas áreas de pressão.

Ao ficarmos parados em pé, com os pés paralelos e afastados, na mesma distância das cabeças femorais (Figura 2.6), transferimos a maior parte do peso corporal do retropé para o antepé, e, ao empurrarmos o chão, aumenta o depósito do peso sobre o antepé. Nessa postura, com os calcanhares no chão, facilita-se a aplicação da força em que os ossos do pé empurram os ossos da perna para cima. Essa ação contínua de baixo para cima não causa movimento de elevação dos calcanhares, mas gera uma força capaz de igualar o peso sem que os pés cheguem a deformar-se pelo achatamento.

Quando o centro de pressão do peso é deslocado para o antepé, observamos uma dificuldade comum a algumas pessoas de manter um bom controle sensório-motor do calcanhar. É importante aliviar o peso do calcanhar sem que ele perca o contato com o solo. Se isso ocorrer, haverá dificuldade na passagem de força do antepé para o retropé.

Arco longitudinal medial

Esse arco é formado pela oposição das rotações entre os ossos do retropé e do antepé. Se tal oposição não ocorrer, pode haver o desabamento ou o excesso do arco, inviabilizando a existência do apoio dos três pontos da planta do pé no chão. Para que tal apoio funcione, os ossos do antepé e do retropé devem estar alinhados (Figura 2.7). E, para que isso seja possível, é necessário haver tensão na musculatura da planta do pé. Nesse caso, o retropé roda para fora em

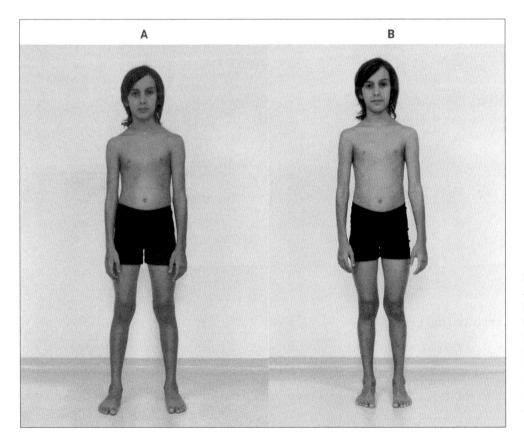

FIGURA 2.7
A) Arcos plantares desestruturados e apoios ósseos mal distribuídos.
B) Arcos plantares formados e apoios ósseos bem distribuídos.

relação à tíbia, principalmente pela ação do músculo tibial posterior, enquanto o antepé roda para dentro em relação ao retropé, principalmente pela ação do músculo fibular longo.

É condição para que essa oposição ocorra que o centro de pressão na planta do pé esteja à frente da tíbia (Figura 2.8) e o músculo fibular longo estabilize a cabeça do primeiro metatarso no solo, apoiando esse ponto fixo do corpo no chão. Nessa condição, o músculo tibial posterior conseguirá elevar o tarso, devido à sua inserção múltipla na porção medial e superior do pé (ossos navicular e cuneiformes), e formar o arco longitudinal interno. Caso a cabeça do primeiro metatarso não esteja na função de ponto fixo, ao elevar os ossos do tarso também haverá a elevação da cabeça deste, impossibilitando a oposição da tensão rotacional entre os ossos do retropé e do antepé. Portanto, para estimular a formação do arco interno, é necessário que o primeiro metatarso esteja apoiado adequadamente.

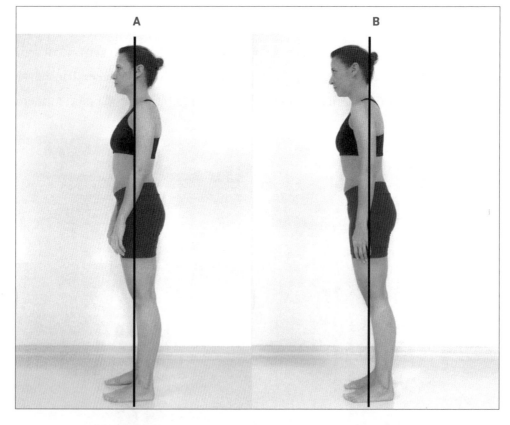

FIGURA 2.8 Tíbia posteriorizada (A) e anteriorizada (B). Observe que na Foto B o corpo desloca o peso para a frente do pé, enquanto na Foto A a hiperextensão do joelho desloca o corpo para trás, levando o peso para a parte posterior do pé.

Arco transverso

O arco transverso é formado ao longo da cabeça dos cinco ossos metatarsianos. Para que ele se constitua, é preciso que a cabeça do segundo, terceiro e quarto metatarsos suba em relação à do primeiro e do quinto. Assim, esses dois pontos permanecem firmes e dão origem à forma do arco transverso. Para que isso ocorra no parado em pé e na propulsão do pé do chão na caminhada, deve haver a força de extensão plantar (veja a Figura 2.4). Na posição parado em pé, com a ação do antepé na flexão plantar, geramos tensão suficiente na fáscia plantar, no músculo adutor do hálux e no músculo fibular longo, o que serve de estímulo na formação do arco transverso.

Posição da tíbia em relação ao pé, flexão e extensão do tornozelo

Na postura parado em pé, o bom controle da flexão do tornozelo com os dois pés apoiados paralelos é importante, pois possibilita que todo o corpo seja deslocado na direção dos dois antepés. Observando o corpo no plano sagital, quando a tíbia avança para a porção anterior do tálus, além de aumentar a estabilidade dos ossos do antepé, ajuda o joelho a permanecer estendido. Para que o peso do corpo esteja mais nos metatarsos do que no calcanhar, é preciso que o ponto de troca de força articular entre a tíbia e o tálus esteja na porção anterior deste osso.

Isso faz que o fêmur e a pelve – e, consequentemente, o CM – sejam deslocados nessa mesma direção, no sentido de trás para a frente do pé. Um pequeno movimento da tíbia em relação ao pé permite modificar a aplicação de força em todo o corpo (veja a Figura 2.8). Como o corpo é multissegmentado, o posicionamento de uma articulação inferior interfere nas outras articulações superiores, resultando em um conjunto de aplicações de forças para a manutenção de uma postura.

No plano horizontal, durante a variação angular da flexão e da extensão do tornozelo, podemos acompanhar, ao mesmo tempo, o movimento da rotação interna e externa da tíbia em relação ao pé. No parado em pé, a flexão do tornozelo deve estar associada à rotação interna da tíbia para que o arco longitudinal medial mantenha sua forma e tenhamos estabilidade ao depositar o peso no arco longitudinal externo.

Notamos uma relação entre a rotação da tíbia e a força aplicada do primeiro metatarso contra o chão. Se o primeiro metatarso estiver apoiado adequadamente e em sinergia com o apoio do quinto metatarso, limita-se a rotação externa da tíbia. Caso o peso corporal esteja mais no retropé, o sentido da rotação da tíbia torna-se aleatório.

O joelho

Uma recomendação comum em diversas modalidades de condicionamento físico durante os exercícios em pé (musculação, dança, corrida) é manter os joelhos levemente flexionados para aumentar a estabilidade corporal. Nós não concordamos com esse argumento e não julgamos vantajoso o joelho permanecer flexionado. Nos joelhos, o vetor descendente da força peso sobrepõe-se ao vetor ascendente da força de reação ao solo. Com o joelho em contínua flexão, quando a carga sobre essa articulação aumenta (como nos gestos com apoio unipodal), observamos instabilidades na movimentação dos ossos do joelho (fêmur, patela e tíbia) e aumento do atrito interno articular. Além disso, quando os joelhos estão fletidos, não há acionamento dos glúteos nem do assoalho pélvico.

Recomendamos que, no parado em pé, os joelhos fiquem estendidos para que o vetor da força/peso não se sobreponha ao vetor da força de reação ao solo, possibilitando a passagem de força de baixo para cima e aumentando a estabilidade dos ossos do joelho durante o apoio bipodal e unipodal.

Indivíduos com hiperextensão dos joelhos têm mais dificuldade de controlar a dissipação de energia no joelho da força de reação ao solo (FRS), não conseguindo que o vetor ascendente vertical da FRS se sobreponha ao vetor horizontal (de frente para trás do joelho) no joelho. O comando verbal que usamos com frequência – "empurrar o chão com o antepé" – é difícil para determinadas pessoas, pois ao empurrar a planta dos pés para baixo elas se confundem e têm mais dificuldade de evitar que a força vá para trás dos joelhos. Ao empurrar o chão com o antepé, no apoio bipodal, é comum que acentuem essa

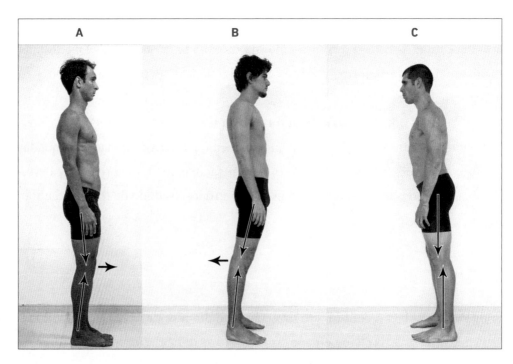

FIGURA 2.9
A) No joelho fletido, a resultante dos vetores de força peso e FRS é para a frente. B) No joelho hiperestendido, a energia dissipa-se por trás joelho e a resultante dos vetores de força é para trás. C) No joelho estendido com a oposição das rotações não há dissipações para trás ou para a frente.

hiperextensão, sobrecarregando ainda mais o joelho. Curiosamente, nos movimentos com apoio unipodal, quando a carga articular aumenta, essas pessoas flexionam o joelho, não conseguindo estendê-lo.

Para melhorar o controle do joelho, é preciso observar a sinergia dessa articulação com os pés e o quadril. A instrução que usamos para esse fim é a oposição no sentido da rotação entre o quadril e o antepé – a rotação externa do fêmur em relação ao acetábulo (força de rotação acima do joelho) e, ao mesmo tempo, a rotação interna do antepé (força que vem de baixo e atua no joelho) em relação ao calcâneo, que se mantém estável. Quando atuam em conjunto com o joelho estendido, essas duas forças rotacionais evitam sua hiperextensão.

Quando necessário, interferimos na execução do exercício realizado em pé, corrigindo a fim de manter a transmissão de força ascendente do pé até o quadril, passando pelo joelho, e de força descendente com o peso bem distribuído. Se a força ascendente não chegar ao quadril, ou se dissipar nos joelhos, ocorre sobrecarga no pé, no joelho e no quadril do vetor descendente da força peso, o que aumenta a compressão dessas articulações.

O quadril

A articulação do quadril e o pé são as extremidades do membro inferior. A relação entre eles é determinante na postura parado em pé e em todas as atividades do aparelho locomotor sobre a Terra. Os movimentos articulares do pé sempre vêm acompanhados de alterações no quadril e vice-versa. Isso é observado em diversos exercícios de força e, durante a caminhada, no apoio inicial.

Analisando o corpo no plano sagital, é possível ver a flexão e a extensão do quadril. A posição bípede dos humanos implica permanecer com o quadril estendido, ação essa cada vez menor nas pessoas. Isso se dá, provavelmente, porque, desde a infância, nos acostumamos a permanecer com o quadril flexionado, dada a quantidade de horas que passamos sentados. Dessa forma, quando estamos em pé, não conseguimos acionar a força necessária para a total extensão do quadril.

Na posição sentado, ficamos com o quadril fletido; a maioria das pessoas dobra essa articulação até mesmo deitada. Em pé também observamos uma constância na flexão do quadril (veja a Figura 2.1). Assim, o cotidiano não colabora para mantermos a extensão do quadril e muitos dos exercícios normalmente prescritos para fortalecer os membros inferiores não estimulam essa extensão.

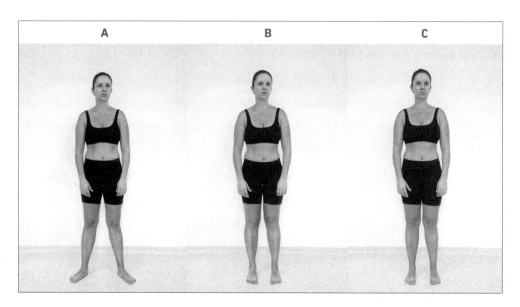

FIGURA 2.10
Comparação de três posições do parado em pé.
A) Pés mais afastados do que a largura das cabeças femorais.
B) Pés na largura das cabeças femorais, porém com os joelhos para dentro.
C) Pés paralelos e joelhos para a frente.

No plano frontal, é possível observar o movimento de adução e abdução da articulação do quadril e, com isso, a distância da largura que separa os pés quando estamos parados.

Analisando o corpo no plano horizontal, vemos a rotação interna e externa do fêmur. No parado em pé, deve haver uma tensão no quadril para que se mantenha o controle sobre o fêmur e a patela. Estes deverão estar apontados para a frente, mas durante os treinamentos muitas pessoas tendem a mantê-los rodados internamente (Figura 2.10).

O uso do antepé e o controle do quadril

Haverá maior facilidade de permanecer parado em pé com os pés paralelos e afastados, na mesma distância das cabeças femorais, se mantivermos na pelve a rotação externa do fêmur em relação ao acetábulo e continuarmos ativando toda a musculatura lateral do membro inferior. Nessa postura, os calcanhares devem permanecer no chão, para facilitar a aplicação de força, de modo que os ossos do pé empurrem os da perna para cima, os da perna empurrem o fêmur e este empurre o acetábulo. Ou seja, há uma ação contínua de baixo para cima sem causar elevação dos calcanhares.

As cabeças femorais apoiam e equilibram o peso do tronco, dos membros superiores e da cabeça. Um peso maior depositado em um dos lados do quadril, ou um lado deslocado mais para a frente ou para trás do que o outro, indica descontrole motor no quadril. Por outro lado, a distribuição do peso nas cabeças femorais determina como o peso das estruturas do corpo se distribui nos membros inferiores.

Quando os pés estão muito afastados um do outro, normalmente se perde o controle do vetor ascendente da força. Desse modo, dificulta-se a colocação do peso do tronco, da cabeça e dos membros superiores nas cabeças femorais. Em consequência, observamos o desabamento dos arcos dos pés; o recuo da tíbia; a rotação interna do fêmur; e a instabilidade do quadril. Além disso, o vetor descendente estará maior em um dos membros inferiores. Nessa situação, há menos condições de manter o controle voluntário sobre as alterações do CM.

O controle das rotações ósseas no quadril

A força dos membros inferiores chega ao quadril por baixo e o vetor descendente da força peso da pelve chega ao quadril por cima. Esse encontro gera forças rotacionais no quadril que levam o fêmur a ficar em rotação externa ou interna (Figura 2.11).

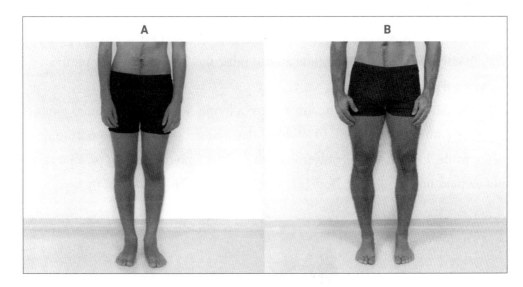

FIGURA 2.11
A) Fêmur em rotação interna.
B) Fêmur em rotação externa.

Observando-se o corpo no plano horizontal, quando ocorre o desalinhamento do quadril, com uma articulação mais à frente da outra ou com um lado mais fletido que o outro, a pelve fica posicionada em retroversão de forma assimétrica. Por sua vez, um pé encontra-se mais em rotação externa que o outro. Em geral, o lado de maior retroversão pélvica apresenta a musculatura glútea mais fraca e flácida.

Observando o corpo no plano frontal, muitas vezes ocorre o deslocamento lateral do CM para um dos pés da base (Figura 2.12). Quando essa assimetria é notada no apoio bipodal, pode aparecer também uma diferença na resposta da pelve à carga no apoio unipodal. Nessa situação, o membro inferior que recebe maior carga fica com o quadril com menor tração muscular e com maior tendência a retroverter (Figura 2.13).

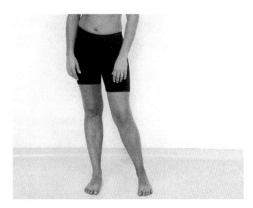

FIGURA 2.12
Deslocamento do peso corporal para o membro inferior direito.

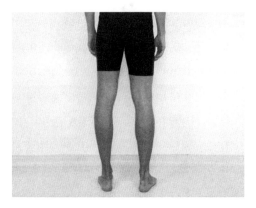

FIGURA 2.13
No plano frontal posterior no parado em pé, o membro inferior direito recebe maior carga que o esquerdo e apresenta maior rotação externa que este.

Nos destros, em geral, quando o peso sobre o pé direito aumenta, esse lado responde inadequadamente ao trabalho de manter o vetor ascendente da FRS (Figura 2.14). Para realizar esse movimento adequado, precisamos empurrar o chão e estender o quadril com a ação dos músculos isquiotibiais, do períneo, do glúteos e do iliopsoas.

Se não existir sinergia de força entre a frente do pé e a pelve, não teremos um bom controle do quadril. O "culote" das mulheres nessa região é fruto desse descontrole. É necessário envolver essa musculatura no parado em pé e na caminhada para mantermos um bom fluxo de forças no CM (Figura 2.15).

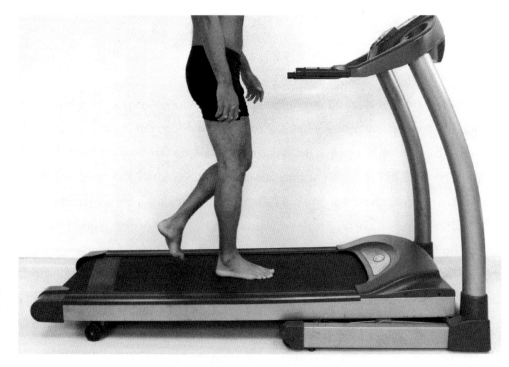

FIGURA 2.14
Na marcha, destro com controle inadequado do quadril no momento em que o pé direito está no solo, contribuindo para a retroversão pélvica.

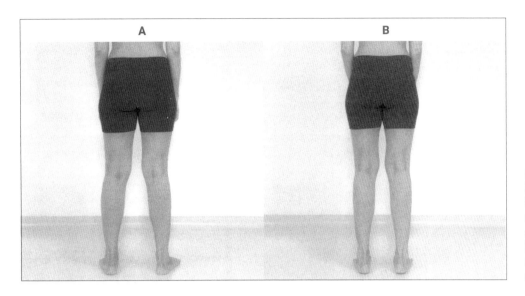

FIGURA 2.15
Mulher no plano frontal posterior com tensão muscular inadequada (A) e com a tensão adequada (B).

A pelve

A pelve é constituída pelos ossos sacro, púbis e ilíaco – sendo este dividido em púbis, ísquio e ílio. A pelve tem duas articulações próprias – as sacroilíacas – que quase não se movimentam, mas no decorrer do desenvolvimento podem apresentar variações angulares e assimetrias. Em cima ela se articula com a quinta vértebra lombar, na articulação lombossacral; embaixo, com as cabeças femorais, nas articulações do quadril.

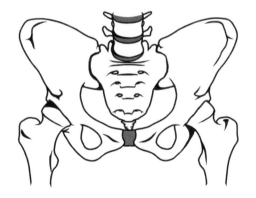

FIGURA 2.16
A pelve é formada por osso ilíaco, sacro e púbis. A) Promontório, que se articula com a quinta vértebra lombar.
B) Articulação coxofemoral.
C) Articulação sacroilíaca. D) Púbis.

Nessa parte do esqueleto há um complexo encontro de vetores de força: verticais, horizontais e de rotação vindas do tronco e de cada um dos membros inferiores, o que nos leva a observar na pelve, no parado em pé, uma grande variação postural entre os indivíduos. É preciso compreendê-las para indicar corretamente correções para controlar tendências posturais inadequadas.

Recorremos a uma ferramenta didática para explicar melhor essa complexidade de vetores: o corpo apresenta cinco eixos verticais. A pelve é o encontro

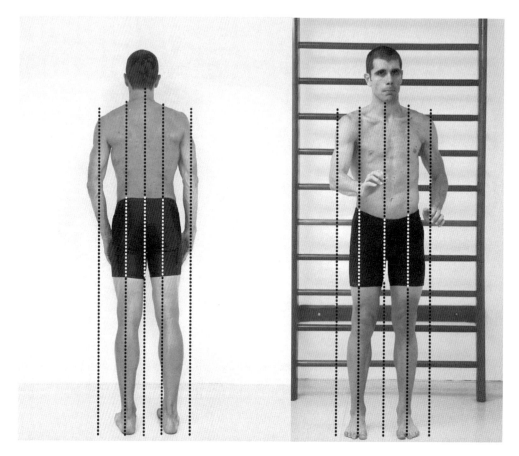

FIGURA 2.17
No parado em pé, a percepção da largura dos diversos ossos facilita o controle do deslocamento do CM e o controle da aplicação de força na lateral dos pés até o quadril. É necessário conquistar condições perceptivas e motoras para movimentarmos voluntariamente a pelve e o CM.

de três grandes eixos verticais ósseos: os dos membros inferiores, por baixo da pelve, e o da coluna vertebral, por cima da pelve. Os dois membros superiores completam os cinco eixos (Figura 2.17). Embora as movimentações articulares dos membros inferiores não tenham nenhuma semelhança com as das vértebras, o trabalho em um conjunto equilibrado desses três eixos é importantíssimo para manter o controle sensório-motor da largura e do volume dessa estrutura óssea durante os treinamentos.

A anteversão e a retroversão da pelve

Observando o corpo no plano sagital, a pelve faz a báscula da crista ilíaca para a frente e para trás. As articulações do quadril e sacroilíacas devem estar posicionadas de forma que equilibrem a relação entre a força peso e a FRS. Isso ocorre com uma leve anteversão pélvica, posição na qual as articulações sacroilíacas e do quadril se alinham e possibilitam um melhor equilíbrio de forças (Figura 2.18A).

Na retroversão pélvica, a articulação sacroilíaca fica posicionada atrás da articulação do quadril, forçando a rotação deste para trás e para baixo. Dessa forma, o CM desloca-se para trás, a coluna lombar se retifica e o peso vai para o calcanhar, impedindo a mobilização da força do antepé (Figura 2.18B).

Nessa posição, a borda posterior do acetábulo toca o colo do fêmur e esse apoio ósseo estabiliza a pelve na manutenção do equilíbrio corporal, sem a força ativa vindo de baixo (Figura 2.20). O problema é que, com o tempo, a falta de ação muscular para a manutenção do equilíbrio e da postura cobra seu preço. Os constantes apoios articulares podem gerar patologias na coluna lombar. O bom trabalho muscular na manutenção da postura garante a longevidade do controle do equilíbrio e a alternância na aplicação de força no uso das articulações.

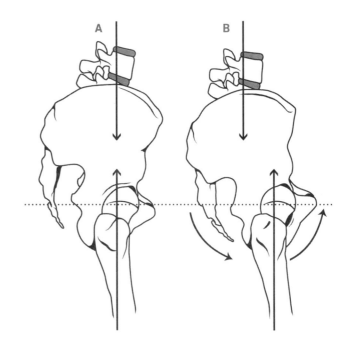

FIGURA 2.18
Observação da pelve no plano sagital.
A) Posição neutra.
B) Retroversão.

Normalmente, a anteversão dá-se em relação ao tronco; com ela aparece a falta de tônus da musculatura abdominal. Os dois fêmures acompanham a rota-

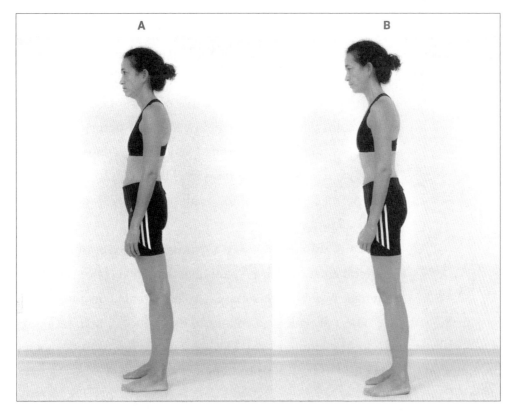

FIGURA 2.19
Pessoa com retroversão pélvica (A) e anteversão pélvica (B).

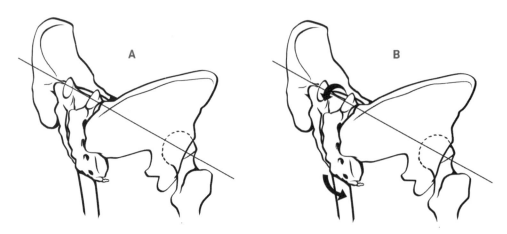

FIGURAS 2.20
A) Retroversão pélvica com apoio acetabular no colo do fêmur.
B) Posição neutra sem apoio ósseo.

ção pélvica e projetam-se para trás, levando os joelhos à hiperextensão. Esta também é uma posição de pouca ação muscular, com os apoios concentrados na articulação do quadril e nos joelhos (Figura 2.21).

Ainda no plano sagital, quando estamos parados em pé, o CM desloca-se em relação ao centro de pressão no pé. Precisamos manter um bom deslocamento do centro de pressão mais à frente dos pés e os constantes deslocamentos do CM na região pélvica. Nessa relação não deve haver estabilidade, mas um bom trabalho de força.

Nutação e contranutação pélvica

Ao observar a pelve por baixo, temos três referências ósseas: os dois ísquios, na parte da frente, e o sacro, na parte de trás. Ligando esses três pontos está um grupo de músculos de forma triangular chamado períneo. Quando há uma boa ação do períneo, esses três pontos se aproximam e temos a contranutação (Figura 2.22). Sem a ação do períneo, os três pontos se afastam, provocando a nutação (Figura 2.23).

A ação do períneo e a contranutação contribuem para a estabilidade pélvica e para que, durante a contração abdominal, o púbis não suba e a coluna lombar mantenha sua lordose. No parado em pé, para que haja contração do períneo, é necessário que os pés realizem um bom trabalho de força. Dessa forma, os músculos dos membros inferiores, do quadril e da pelve conseguem dar a alavanca necessária para que o períneo trabalhe.

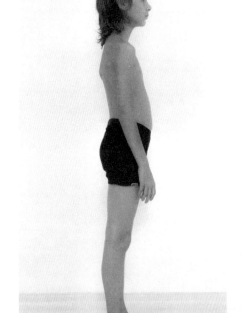

FIGURA 2.21
Criança hipotônica com acentuada anteversão pélvica.

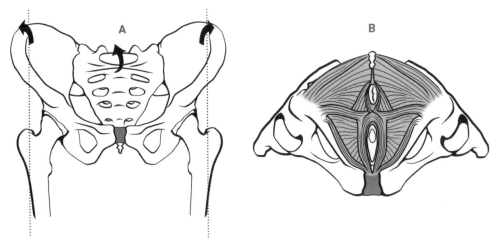

FIGURAS 2.22
Contranutação. A) Observando-se no plano frontal, as cristas ilíacas afastam-se e, no sacro, a base do promontório gira posteriormente. B) Observando-se no plano horizontal, a ação muscular do períneo fecha a base da pelve, aproximando os ísquios do sacro.

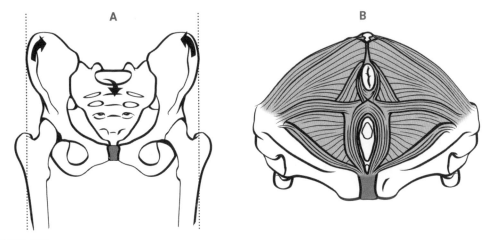

FIGURA 2.23
Nutação. A) Observando-se o plano frontal, as cristas ilíacas aproximam-se. B) A falta de ação muscular abre a base da pelve, afastando os ísquios do sacro.

Sem a ação do períneo e em nutação, se usamos a musculatura abdominal, o púbis sobe, a pelve entra em retroversão e a coluna lombar perde a lordose. Nesse caso, o uso exagerado da musculatura paravertebral puxa o sacro para trás (pois não há ação do períneo para segurá-lo por baixo), deixando-o horizontalizado e aumentando os riscos de patologias na coluna lombar (Figura 2.24).

Desvio lateral da pelve no plano frontal

Observando o corpo no plano frontal, notamos que um dos ossos ilíacos quase sempre fica mais elevado que o outro. Isso ocorre porque na maioria das pessoas um dos membros inferiores é maior que o outro. A diferença de até um centímetro é considerada normal. A maioria dos indivíduos destros tem o mem-

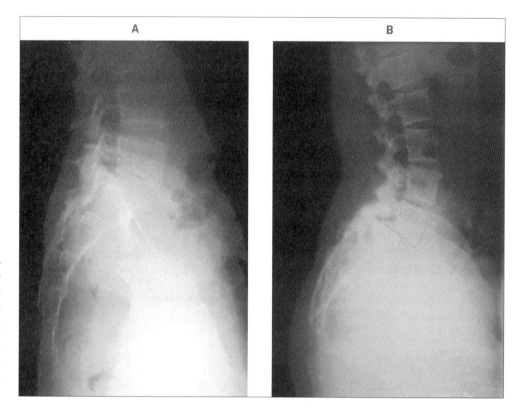

FIGURA 2.24 Imagens de raios X da coluna lombossacral. A) Coluna normal. B) Coluna com horizontalização do sacro e espondilolistese entre L5 e S1.

bro inferior esquerdo maior. Nesse caso, a crista ilíaca esquerda estará mais alta. Considerando que o tronco está apoiado sobre duas esferas, se uma está mais alta do que a outra a pelve desloca-se para o lado mais baixo, levando a um deslocamento também do peso corporal (Figura 2.25 A e C). Manter os pés paralelos abaixo da linha das cabeças femorais, o peso no antepé e produzir uma força que empurre os membros inferiores para cima ajuda a alinhar a pelve no plano frontal (Figura 2.25B).

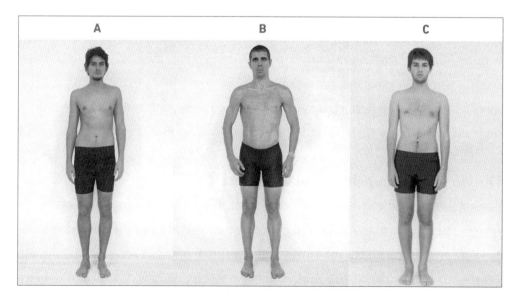

FIGURA 2.25 Apoio bipodal correto (B) e incorreto (A e C).

Desvios da pelve no plano horizontal

Observando-se a pelve no plano horizontal, um lado pode estar mais à frente que o outro. Isso se deve, além da diferença de tamanho dos ossos do membro inferior, ao fato de que um lado apresenta maior intensidade de força propulsora e melhor controle do corpo durante o apoio do que o outro (Figura 2.26).

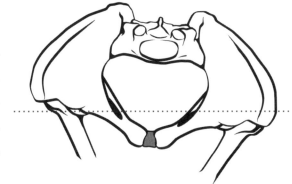

FIGURA 2.26
A pelve no plano horizontal mostra o efeito de forças assimétricas.

A coluna lombar

Por estar mais distante do solo, a coluna vertebral depende da qualidade de força dos membros inferiores para manter uma boa distribuição de carga. Ela é totalmente articulada: são sete vértebras cervicais; 12 torácicas; cinco lombares; o sacro e o cóccix. Seu principal movimento é o de rotação.

Quando estamos parados em pé, as partes em contato entre o promontório e a última vértebra lombar devem manter o equilíbrio dos vetores do peso e da FRS. Se observarmos o corpo no plano horizontal, veremos que essas estruturas da coluna são pequenas para a proporção do tronco e estão na parte posterior deste. O apoio dos membros inferiores é mais centralizado. Por isso, é preciso envolver a parte da frente do tórax e os músculos serrátil e abdominais na função de sustentação e de tração para a frente do tórax para obter a melhor postura possível.

A FRS, que vem com a pressão do antepé no solo, deve elevar-se por trás das estruturas esqueléticas; já a força peso deve descer pela frente destas (Figura 2.27). O vetor da FRS sobe pelos ossos do pé, após a pressão dos metatarsos na direção do solo. Tal pressão empurra o calcanhar para cima com o tálus – que, por sua vez, empurra os ossos do membro inferior, da pelve, da coluna (nas facetas articulares mais posteriores) e da cabeça.

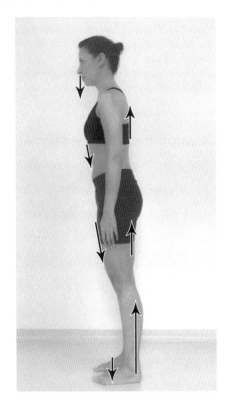

FIGURA 2.27
Direção do fluxo de forças no bom apoio bipodal. A força sobe por trás e desce pela frente do corpo.

O vetor do peso desce pela frente dos ossos da cabeça, pela coluna (na região mais anterior da vértebra), pela pelve, pelos membros inferiores e por cima dos ossos dos pés, chegando aos metatarsos. Assim, no parado em pé, para manter o controle sobre esses dois sentidos, não podemos perder a capacidade de sentir e de ajustar a porção frontal em relação à porção posterior do corpo.

Com esse fluxo de forças, assim como na pelve, a caixa torácica também terá um sentido de rotação anterior, ou seja, uma anteversão do tórax, sendo as clavículas empurradas para a frente e as costelas flutuantes, para trás. Para que se mantenha o sentido da anteversão da caixa torácica, o osso esterno deve ser direcionado para baixo, enquanto as vértebras torácicas são tracionadas para cima (Figura 2.28).

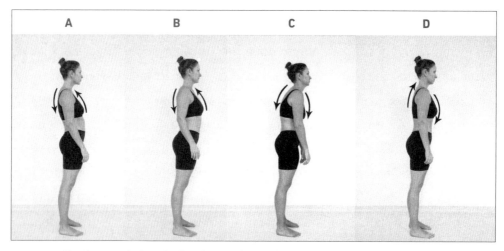

FIGURA 2.28 No plano sagital, variações da rotação do tórax. As Fotos A e B apresentam retrobáscula do tórax com a força do peso descendo pela coluna e sobrecarregando a região lombar. A Foto C apresenta a antebáscula do tórax com a força do peso descendo pela coluna e sobrecarregando a região toracolombar. A Foto D apresenta a antebáscula do tórax com a força de FRS subindo pela coluna e a do peso descendo pela frente do corpo.

Os abdominais e a sustentação do tórax

Uma das principais funções dos quatro músculos abdominais é dar apoio e sustentação ao peso do tórax. Estes também colaboram no fluxo de forças da coluna e nos movimentos do tronco; na antebáscula do tórax e, durante os deslocamentos, no avanço do tórax em anteversão com os outros segmentos ósseos, como os membros inferiores e a cabeça.

No parado em pé, reconhecemos que é difícil manter a força na antebáscula do tórax, pois os abdominais estão posicionados em paralelo com o sentido da força da gravidade (Figura 2.29). Não é fácil ativar a parede abdominal, pois não há uma carga evidente em oposição à frente do tronco. Quando deitamos, aumentamos a área corporal em contato com o campo gravitacional. Em pé, podemos perceber sua

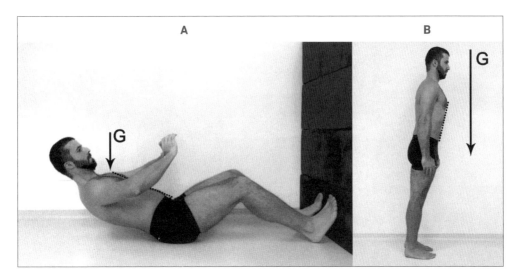

FIGURA 2.29
Força da gravidade em relação com os músculos abdominais. Na Foto A, os abdominais estão na perpendicular em relação à gravidade; na Foto B, em paralelo.

ativação quando temos de empurrar com as mãos em preensão algum objeto (afastar um móvel, cavar o solo com uma enxada, jardinar, passar roupa, subir escadas, escalar, cavalgar, dirigir um veículo, andar de bicicleta, remar).

Tal dificuldade de ativar os abdominais já se manifestava nos quadrúpedes (Figura 2.30). No bipedismo, essa musculatura continuou sem uma carga de trabalho evidente, permanecendo em desuso de força.

Assim, o tórax é facilmente girado para trás, empurrando as costelas flutuantes para a frente e desabilitando os músculos abdominais. O vetor da força peso do tórax desce pela porção posterior da coluna, por onde já sobe o vetor da FRS, sobrecarregando as facetas articulares da coluna lombar. Além disso, notamos que a retroversão do tórax conduz o CM para trás, fazendo-nos tentar compensar esse desequilíbrio tracionando a cabeça para a frente (Figura 2.31).

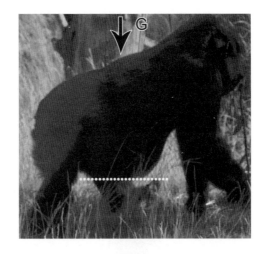

FIGURA 2.30
A força da gravidade empurra as vísceras contra a parede abdominal.

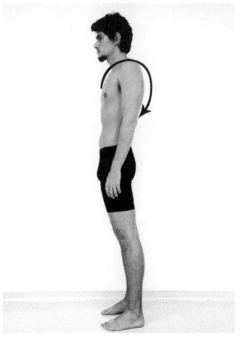

FIGURA 2.31
No plano sagital, observe a retrobáscula do tórax e a cabeça para a frente.

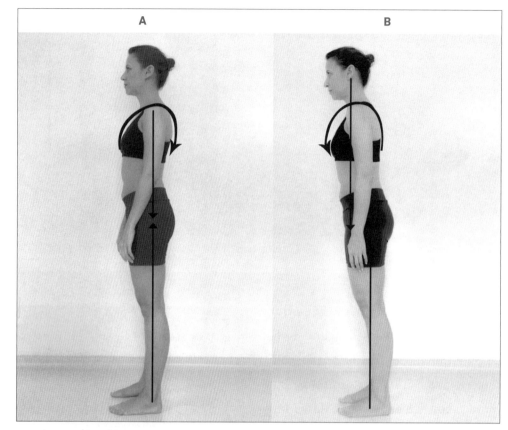

FIGURA 2.32 Posicionamento dos ombros: na Foto A, eles estão para trás e acentuam a retrobáscula do tórax. Na Foto B, estão para a frente e auxiliam a antebáscula do tórax e a ativação dos músculos abdominais.

Alguns tratamentos de fisioterapia, treinos físicos e determinados métodos de ioga solicitam que os ombros sejam movidos para trás. Nesse caso, ao observar o corpo no plano sagital, os ombros ficam atrás da linha vertical do meio da caixa torácica, o que desabilita a tração dos músculos abdominais (Figura 2.32). Além disso, o CM é deslocado para trás, fazendo que nos pés o peso corporal se concentre nos calcanhares – o que prejudica a capacidade do antepé de empurrar o solo.

No parado em pé, o fluxo de forças deve ser mantido com as anteversões do tórax, da pelve e da cabeça (Figura 2.33). Durante as últimas décadas, acreditou-se que a boa posição da coluna seria sem curvas. Diversos métodos tentaram, então, corrigir a curvatura da lordose lombar com retrobáscula da pelve e, para combater a

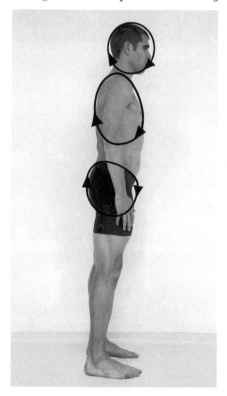

FIGURA 2.33 Representação do sentido de rotação das circunferências da pelve, do tórax e da cabeça.

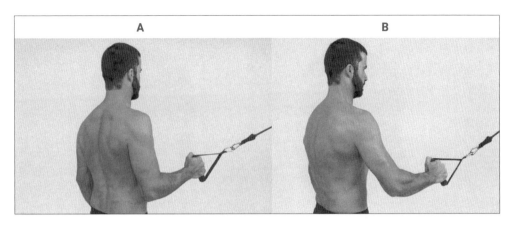

FIGURA 2.34
A) Gesto de puxar com retrobáscula do tórax e tensão da musculatura lombar. B) O mesmo gesto com antebáscula do tórax e tensão da musculatura abdominal.

cifose torácica, posicionar os ombros para trás com retrobáscula do tórax. Entretanto, essas duas recomendações são prejudiciais, pois causam o desalinhamento da cabeça, do tórax e da pelve.

Nos gestos cotidianos, durante as movimentações dos ossos dos membros superiores, é necessário manter a anteversão do tórax e, ao mesmo tempo, a função de apoio dos abdominais. Se o tórax estiver em retroversão, os músculos lombares, como os paravertebrais e o quadrado lombar, sofrerão algum tipo de tensão (Figura 2.33).

A anteversão do tórax é feita pelos músculos oblíquos do abdome e pelo serrátil. Ambos trabalham para garantir a estabilidade da anteversão do tórax e empurrar as costelas inferiores para trás (Figura 2.34). Se a antebáscula do tórax estiver associada à flexão da coluna lombar, a cifose torácica aumentará e fará a FRS se dissipar pela porção posterior do corpo (Figura 2.35).

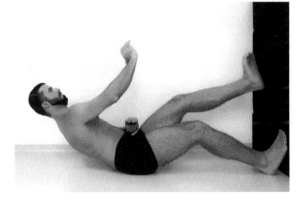

FIGURA 2.35
Observe a anteversão do tórax pela ativação dos oblíquos do abdome e pelo músculo serrátil.

Os músculos abdominais oblíquos têm importante papel na estabilidade das costelas. Ao usar as costelas como ponto fixo, os oblíquos externos ajudam na rotação e na estabilização da pelve, além de sustentar o peso do tórax com o reto abdominal. Já os oblíquos internos usam a pelve como ponto fixo para tracionar o tórax para baixo e, com o serrátil, forçar as costelas inferiores para trás.

As costelas influenciam a transmissão de força do tronco e o controle da anteversão da caixa torácica. As ativações musculares da região anterior do pescoço e do tronco trabalham para que a cabeça, o tórax e a pelve mantenham a rotação anterior. Por isso, introduzimos exercícios específicos de força e de percepção para corrigir esse desajuste postural e recomendamos aos professores atenção quanto à perda desse controle.

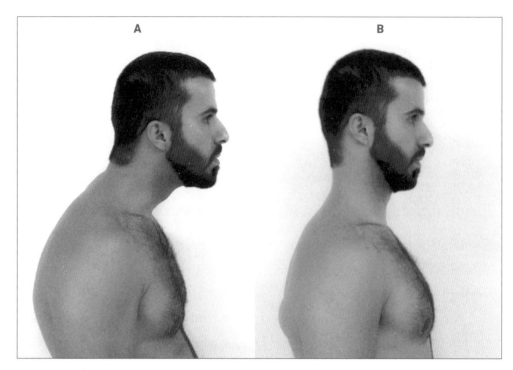

FIGURA 2.36 A) Hipercifose do tórax e avanço acentuado da cabeça. B) Bom posicionamento do tórax e da cabeça.

O controle que as pessoas exercem em relação aos ossos da coluna vertebral, do tórax e da cabeça quando estão treinando é, em geral, muito limitado. Percebemos uma grande dificuldade de familiarização com os ajustes intencionais no tronco, nos membros superiores e na cabeça. Em compensação, ocorre enorme mudança no controle e na posição do tronco quando essas informações são assimiladas de forma adequada.

Criamos uma gama de exercícios para estimular a variação dos movimentos articulares. Estes devem estimular a aplicação de força de maneira que o vetor da FRS suba por trás do tronco e o vetor da força peso desça pela frente. A "parede" abdominal tem papel essencial nisso (Figura 2.37).

Analisando o controle postural, alguns pontos merecem especial atenção. No plano frontal, verificam-se possíveis assimetrias entre as duas cristas ilíacas em rela-

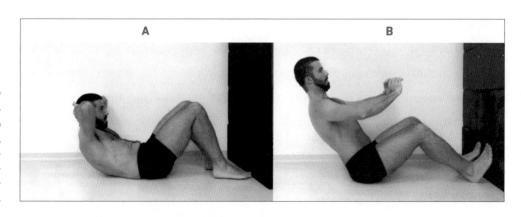

FIGURA 2.37 Fotos comparativas do exercício abdominal. A) Exercício abdominal mal executado. B) Boa execução do exercício.

ção à distância até as costelas (Figura 2.38). Por trás, é possível observar a coluna e o tônus muscular dos dois lados do tronco, possíveis assimetrias na estabilidade da coluna quando as escápulas se movimentam e a altura dos ombros e das escápulas.

A coluna vertebral é responsável pela movimentação dos ossos da pelve, do tórax e da cabeça. No parado em pé, notamos que a maioria das pessoas desenvolve uma adaptação na coluna que acentua a sua função de apoio do peso da cabeça, dos membros superiores e do tórax. Nesse caso, a perda da mobilidade das vértebras da coluna e a diminuição da área total de distribuição do peso sobre a vértebra aumentam a pressão em pequenas áreas.

A ação da FRS no tronco deve equilibrar a ação da força peso para que a estrutura da coluna se mantenha íntegra. A área de pressão dessas forças em cada vértebra da coluna deve se manter em três apoios: o corpo da vértebra – apoio anterior e frontal – e as duas facetas articulares – os apoios laterais e posteriores. Como já vimos, a força de baixo empurra as facetas articulares para cima e o peso, mais à frente, empurra o corpo da vértebra para baixo.

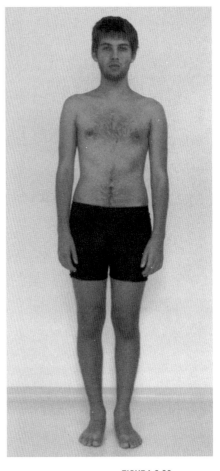

FIGURA 2.38
Observe a assimetria entre os lados corporais na distância entre as costelas e as cristas ilíacas.

Ainda no parado em pé, a adequada transmissão de forças nas vértebras é essencial para garantir a saúde da coluna, mantendo suas funções de estabilidade e mobilidade. Em longo prazo, o excesso ou a ausência de carga nesses três pontos ósseos faz que as vértebras se adaptem à carga aplicada, gerando modificações que podem levar a deformidades patológicas.

Os membros superiores e cintura escapular

Posição dos membros superiores

Os ossos dos membros superiores são o úmero, o rádio (lateral), a ulna (medial), os ossos do carpo e metacarpo e as falanges. As articulações dos membros superiores são o ombro, o cotovelo, o punho e as articulações entre os ossos da mão. O controle da direção do movimento da mão é determinante no ajuste espacial do membro superior.

Por não ter função de sustentação do corpo, os membros superiores e a cabeça estão em cadeia cinética aberta. Isso os diferencia do restante do corpo, pois

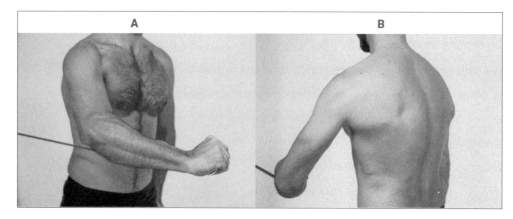

FIGURA 2.39
A) Boa execução da ação de empurrar. B) Boa execução da ação de puxar.

não recebem peso por cima. Para que o membro superior se movimente sem desestabilizar o resto do esqueleto, usamos algumas instruções de ajustes articulares: o ombro deve ter uma abdução e ser posicionado à frente da escápula; o úmero deve ter uma rotação interna em relação ao processo glenoide; o cotovelo permanece levemente fletido (160-170 graus); o punho, levemente aduzido e estendido; e a mão, com suave preensão dos dedos. Assim é possível ativar a musculatura da axila (peitorais, serrátil e outros músculos), do braço (bíceps e tríceps), do antebraço e das mãos (Figura 2.39).

O tempo excessivo na posição sentada, característico da vida urbana, também tem trazido alterações no controle dos membros superiores. Estes ficam cada vez mais fracos e com pouco uso da preensão da mão. Além disso, a mão tem sido usada de duas formas: enquanto os dedos aplicam força, a mão permanece apoiada (escrever, ler, digitar, comer); ou, quando estão numa tarefa motora em pé, ela fica "solta". Isso faz que os ombros se elevem para dar sustentação a esses membros sem tônus. A musculatura do trapézio, que já está envolvida nos movimentos da escápula e da cabeça, fica sobrecarregada.

Essa falta de "ação" das mãos acaba gerando alterações posturais em todos os membros superiores. O punho é flexionado; o cotovelo, estendido; o ombro, elevado, penetrando na glenoide; a escápula e a clavícula ficam em adução. Tudo isso acentua a tensão muscular na base do crânio, no pescoço e no alto do tronco, além de afetar a coordenação de todas as articulações dos membros superiores.

Posição da cintura escapular

Compõem a cintura escapular e o ombro a clavícula, a escápula e o úmero. As articulações da cintura escapular são a esternoclavicular, a acromioclavicular e a glenoumeral. Além desses três ossos, o esterno e as costelas (principalmente o primeiro par delas) têm a função de fixar a cintura escapular ao tronco. A clavícula articula-se com o esterno, que, por sua vez, se articula com as costelas.

Os membros superiores aplicam forças em tarefas diárias implicadas na manipulação de objetos, na ação de empurrar e na de puxar. A articulação glenoumeral permite grande amplitude de movimento e pode se deslocar nos seguintes sentidos: esferoide, adução/abdução, flexão/extensão e circundução.

Nos deslocamentos terrestres, os membros superiores dos primatas alternam a função de apoio e a de propulsão e, na escalada de árvores, as funções de tração e preensão. Nos seres humanos, os movimentos livres e pendulares dos membros superiores podem interferir negativamente na posição do quadril quando os braços são deslocados acentuadamente para trás do CM.

Para uma boa aplicação de força e uma boa postura, consideramos que as escápulas devem estar abduzidas e aderidas ao gradil costal, oferecendo estabilidade aos músculos que estão inseridos nela e permitindo que tenham um bom ponto fixo.

A ação conjunta do músculo serrátil e dos oblíquos do abdome possibilita a condução da FRS através do tórax, do ombros, da cabeça e dos membros superiores. Se a pelve e o tórax estiverem em retrobáscula, com as escápulas aduzidas, os membros superiores ficam mais habilitados a participar do ajuste do equilíbrio.

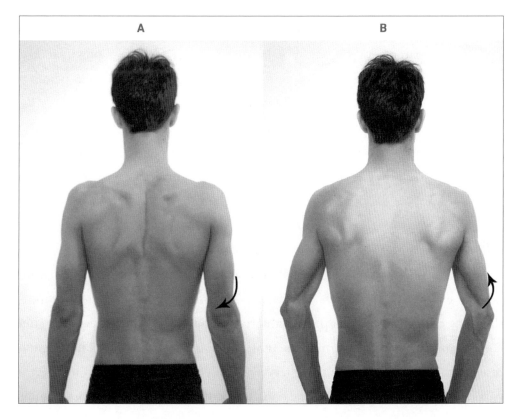

FIGURA 2.40
Plano frontal posterior.
A) Relação entre rotação externa do úmero e adução escapular.
B) Relação entre rotação interna do úmero e abdução escapular.

Para muitas pessoas os membros superiores praticamente não têm nenhuma função. Para outras, eles têm um papel menor ou acessório. Porém, trata-se de um equívoco. No parado em pé, a postura piora quanto menos houver a relação de força entre os braços, o tronco e a cabeça.

A estabilidade da escápula interfere diretamente na posição dos ombros e do tórax. Para melhor organizá-la, usamos as seguintes instruções:

- Força para fora: a escápula abduzida funciona como inserção fixa do músculo serrátil. Este trabalha na anteversão do tórax, melhorando a eficiência na transmissão de força para os membros superiores (Figura 2.40).
- Força para a frente: ao deslocar as escápulas e os ombros para a frente e as costelas inferiores para trás, ativa-se a antebáscula do tórax (Figura 2.41).
- Força para baixo: ajuda a ativar a musculatura do serrátil, com os oblíquos abdominais colaborando na tensão do abdome e dos membros superiores (Figura 2.41).

A aplicação de força na cabeça

Se conseguirmos manter a anteversão da cabeça, ativaremos a musculatura anterior do pescoço. A correta inclinação do tronco e da cabeça também permite a melhor transmissão de FRS ao CM. No parado em pé, essa suave inclinação para a frente é obtida quando a parte superior do corpo se encontra quase na vertical, sem perder a ação de empurrar o solo com o antepé nem o equilíbrio.

A inclinação excessiva do tronco à frente traria como consequência o deslocamento para trás do CM e a perda da FRS ativa, pela interferência negativa de uma maior oscilação horizontal do vetor da força peso. Já a inclinação exagerada do tronco para trás provocaria o deslocamento para a frente do CM e também a perda da FRS ativa, por causa de maiores oscilações horizontais.

O osso hioide colabora para a boa transmissão de força no pescoço e para a aceleração da cabeça, pois sua tração afasta os músculos supra-hioideos e infra-hioideos da parede anterior do pescoço. Assim, o pescoço atua como uma alavanca para os movimentos da coluna cervical. No plano sagital, orientamos o paciente a manter anteversão da cabeça, avançando a testa e recuando o queixo. Essa ação equivale ao cabresto usado em cavalos para manter

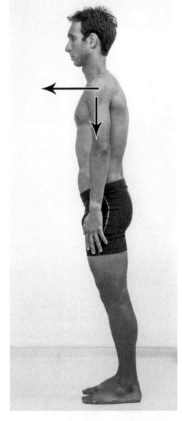

FIGURA 2.41
O plano sagital mostra as direções adequadas dos ombros, que devem estar posicionados para a frente e para baixo.

seus olhos voltados para a frente. No uso equivocado dessa estrutura, a cabeça rodaria para trás, sobrecarregando a parte posterior da cervical. A posição correta da cabeça favorece o equilíbrio e o posicionamento ideal do CM, do tórax e dos membros superiores (Figura 2.42).

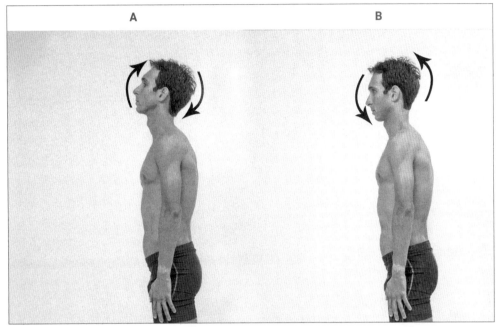

FIGURA 2.42 A) Retrobáscula da cabeça. B) Antebáscula da cabeça.

3 A marcha

A EVOLUÇÃO DA MARCHA

NENHUM OUTRO ANIMAL TERRESTRE – dinossauros, avestruzes ou qualquer outro sauropsídeo ou marsupial – mostra a coluna ereta na locomoção como o ser humano ao se mover com as pernas traseiras. A postura habitual ereta e a locomoção com ciclos harmônicos de pêndulos diferem os seres humanos de todos os mamíferos.

O aparelho locomotor dos primeiros bípedes pré-humanos ainda não se encontrava completamente adaptado para a posição ereta. A elevação do centro de massa do corpo na posição vertical sobre uma pequena área de apoio, os pés, ainda não se mostrava estável. A adaptação para a locomoção bípede em australopitecos foi resumida pelo antropólogo Kevin Hunt como ineficiência locomotora. Outros autores ressaltam que a adoção da postura ereta pelos primatas quadrúpedes reduziu sua velocidade e agilidade.

Ao investigar aquele período de formação da nossa espécie, o antropólogo Claude Owen Lovejoy identificou algumas desvantagens apresentadas pelo ambiente àqueles quadrúpedes que passavam a assumir a postura bípede. No que se refere ao deslocamento pelo espaço, os movimentos perdiam velocidade – numa comparação grosseira, seria como alguém que experimenta andar sobre pernas de pau sem antes ter tentado. A consequente queda na velocidade de movimentação aumentava a fragilidade desse primata em relação aos animais predadores. Além disso, nossos ancestrais biológicos gastavam mais energia e tempo para obter alimentos, o que dificultava a estabilidade nas interações interpessoais – fator indispensável para a vida em sociedade, por mais primitiva que fosse. Para realizar atividades complexas, como a comunicação humana e o estabelecimento de instituições sociais, no entanto, seria preciso uma evolução na estrutura do cérebro.

Nossos ancestrais devem ter aproveitado outras vantagens que se mostraram suficientes e, assim, foram definitivamente capazes de cumprir os requisitos funcionais de seu ambiente para adquirir e fixar uma locomoção ereta. Quais teriam sido as circunstâncias que compensaram as desvantagens da locomoção bípede? Desde as publicações de Darwin, os pesquisadores vêm levantando diversas hipóteses a esse respeito, como cita o anatomista Carsten Niemit:

- Liberação das mãos para novas atividades.
- Maior capacidade de observação visual e sonora do ambiente ao redor, facilitando as tarefas de proteção.
- Mais facilidade para arremessar objetos. Essa possibilidade foi depois refutada, pois as ferramentas foram desenvolvidas em um momento muito posterior à aquisição da postura ereta.
- Possibilidade de melhorar o transporte de crianças. Essa capacidade favoreceu também a atividade econômica de coleta, bem como a sobrevida mais longa da espécie.
- Proporções corporais (membros superiores curtos e membros inferiores longos). Membros inferiores relativamente mais longos ampliam a distância do CM em relação ao solo – o que favorece as extensões dos membros inferiores.

Mesmo com as transformações evolutivas corporais que resultaram na forma que hoje nos caracteriza, é preciso levar em conta que todas as nossas ações nesses milhões de anos se deram em reação a algo que nunca deixou de agir sobre nosso corpo e continua incessantemente a produzir seus efeitos: a força da gravidade.

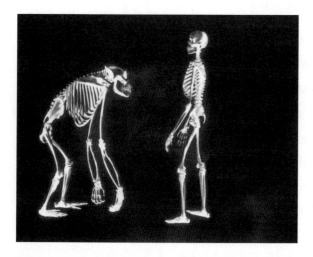

FIGURA 3.1
Imagem obtida no Museu de Ciências Naturais de Toulouse. Observa-se a diferença entre a pelve humana e a de macacos. Estes não podem praticar a extensão total do quadril e do joelho como fazem os seres humanos. A anatomia pélvica dos nossos ancestrais apresenta os ísquios mais distantes das cristas ilíacas, o que reduz a capacidade dos isquiotibiais de produzir um movimento de força extensora na pelve; por isso, durante a locomoção, eles mantêm constantemente o quadril e o joelho flexionados.

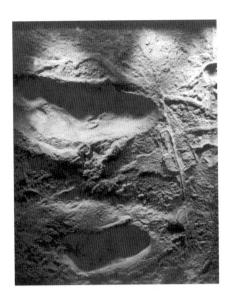

FIGURA 3.2
Imagem obtida no Museu de História Natural de Londres mostrando as pegadas dos primeiros hominídeos.

Resistência à gravidade: característica fundamental na evolução humana

Nossos antepassados biológicos puderam aproveitar determinados aspectos favoráveis para desenvolver a força de sustentação da postura bípede no campo gravitacional. Ao longo do tempo, as adaptações bioquímicas do sistema aeróbio das células corporais possibilitaram ações de aplicação de força mais prolongadas. Ou seja, graças a um conjunto de adaptações bioquímicas ganhamos mais resistência com menos esforço físico. A evidência fóssil dessas características sugere que a corrida prolongada é uma capacidade adquirida pelo gênero *Homo* há cerca de 2 milhões de anos e pode ter sido fundamental na evolução da forma do esqueleto humano.

Apesar dos aspectos favoráveis à mudança postural, devemos ainda considerar que um primata mais leve sofreria ação predadora mais intensa no solo, enquanto para primatas relativamente mais pesados, como ursos e gorilas, seria difícil permanecer nas árvores. Quando os quadrúpedes começaram a se levantar e a andar na posição vertical, suas articulações ficaram sujeitas a tensões novas e diferentes, como a pronação e a inversão dos ossos dos pés.

A partir de então, a forma como a propulsão passou a ser realizada pode ter sido essencial para aumentar a aceleração do CM no espaço e distribuir melhor o fluxo de forças na locomoção. Essa melhor eficiência locomotora facilitou, por sua vez, o desenvolvimento da resistência física da espécie.

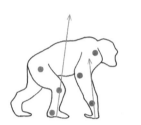 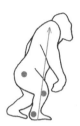 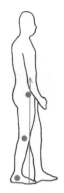

FIGURA 3.3 Ilustração baseada na que aparece no artigo "Chimpanzee locomotor energetics and the origin of human bipedalism", de Sockol, Raichlen e Pontzer.

Nosso processo evolutivo não terminou com a conquista do bipedismo. Se prestarmos atenção, nosso corpo mostra sinais da luta constante do homem para se manter ereto e caminhar sobre a terra. Muitas pessoas ainda apresentam o pé em eversão, com queda do arco longitudinal interno (Figura 3.4), assim como nossos antepassados. Trata-se de uma deficiência de força específica no pé que se verifica nas três fases de apoio. Ao andar ou correr, muitos indivíduos ainda mantêm continuamente a flexão dos joelhos. Alguns problemas de adaptação continuam presentes na articulação do quadril. A falta de força dos membros inferiores pode facilitar a indesejada retroversão da pelve, tanto na postura parado em pé como nas locomoções. Isso tudo sem mencionar os intermináveis problemas que se manifestam na coluna vertebral em função do descontrole da pelve e dos pés.

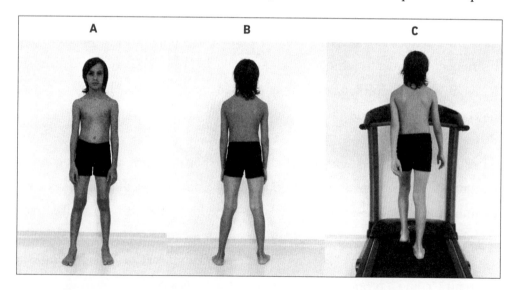

FIGURA 3.4 Nas Fotos A, B e C, observe a queda acentuada do arco longitudinal interno.

Alguns desses sinais também foram descritos por Piret e Béziers (1992, p. 123): "O peso do corpo, sob a ação da gravidade, acentua o movimento do esqueleto, achata os arcos plantares, acarretando uma báscula do calcâneo para dentro [...] Ausência de arcos, báscula interna do calcâneo, peso sobre os calcanhares: isso provoca uma posição [...] de rotação interna do joelho".

Se pensarmos no homem primitivo e em sua capacidade cognitiva, concluiremos que a curiosidade, aliada à busca de alimentos, ofereceu o impulso necessário para que o ser humano percorresse grandes distâncias terrestres. A melhora nos processos de controle do movimento foi fundamental para essas conquistas, que se prolongaram por milhares de anos e trouxeram importantes modificações corporais. O homem primitivo apresentava pisadas achatadas (veja a Figura 3.2) – o que correspondia a determinado tempo gasto no apoio do pé no solo. À medida que a espécie passou a se deslocar mais sobre a terra, ocorreu uma redução do tempo de apoio. Com isso, a propulsão passou a ser mais eficiente, resultando na modificação da forma do pé e de outras partes do corpo e promovendo a adaptação do corpo a essa nova necessidade interativa.

Ao se espalhar pelo planeta, sempre caminhando sobre a terra, o homem teve de lidar com diferentes condições ambientais, o que ampliou a exigência de novos ajustes. Condições climáticas e territoriais extremas produziram uma espécie dotada de inédita capacidade de adaptação e aprendizado, tornando-se capaz de produzir objetos para interferir no ambiente em função de suas necessidades. A relação indivíduo/ambiente aprofundou-se e permitiu o desenvolvimento de uma estrutura de aprendizagem capaz de lidar com condições ambientais diversas. Ao encontrar uma dificuldade qualquer, como atravessar um rio para transportar objetos e mantimentos, aprendemos a construir pontes e estradas.

Com a crescente complexidade das civilizações, a exploração das habilidades óculo-manuais adquiriu relevância. Hoje, o sistema educacional ocupa várias horas de nosso dia por muitos anos. Nossos meios de trabalho envolvem atividades manuais e mentais que nos prendem a um único local por horas a fio, enquanto nossos meios de locomoção se automatizam. Em consequência, permanecemos um tempo cada vez mais longo em posturas que desabilitam, de múltiplas maneiras, nossa capacidade de reagir à gravidade.

Porém, é com esse corpo por vezes já apresentando problemas que as pessoas iniciam um processo específico de treinos. Nesse caso, a prática pode reforçar os padrões motores adquiridos, levando mais carga justamente a partes do corpo com más condições de suportá-la. Ao mesmo tempo, a expectativa de vida aumentou, sendo necessário contribuir para que a estrutura biológica do corpo continue a reagir bem à carga recebida.

Como já vimos, o corpo humano carrega uma série de adaptações provenientes do processo de evolução do quadrúpede para o bípede. A passagem para o bipedismo representou uma nova maneira de as nossas estruturas se organizarem com relação à gravidade.

A posição bípede permitiu que o homem obtivesse uma economia energética que auxiliou a evolução da espécie. O desafio foi adaptar o corpo às exigências de uma nova vida e passar a sofrer as consequências dessa mudança.

O homem moderno não é o mesmo bípede do início de sua trajetória evolutiva. Novos hábitos e maneiras de viver submeteram nosso corpo a forças de diferentes tipos, bem diversas daquelas às quais o homem primitivo estava exposto. Antes disso, realizávamos sobretudo atividades manuais e de deslocamento no espaço; a espécie humana tinha dificuldade de sobreviver com os limitados recursos materiais de que dispunha.

O tempo de vida útil de um indivíduo era bem menor que o do homem moderno, pelo tipo de esforço necessário à sobrevivência, nas atividades de caça, pesca, coleta, agricultura e moradia. Com o passar do tempo, porém, o ser humano passou a realizar tarefas cada vez mais repetitivas e grupais, que exigiam menos movimentos corporais. Passou a trabalhar e a estudar sentado e a se deslocar por meio de máquinas.

Paralelamente ao crescente sedentarismo, o progresso médico-científico aumentou nossa expectativa de vida. Por tudo isso, o estudo do movimento vem ganhando relevância, pois se vamos viver mais precisamos manter condições motoras saudáveis para que esse tempo seja aproveitado com qualidade.

A FUNÇÃO DA MARCHA

A marcha tem a função básica de deslocar o corpo no espaço. Mesmo sem entender de biomecânica, todos podem comprovar esse fato – e alguns até o fazem de modo poético. Em reportagem publicada na revista *National Geographic Brasil* (n. 165, dez. 2013, p. 42), o jornalista Paul Salopek, ao iniciar a caminhada de mais de 33 mil quilômetros que terá a duração de sete anos, repetindo a saga dos nossos ancestrais, assim descreveu a marcha: "Andar é cair para a frente. Cada passo é uma queda interrompida, um colapso evitado, um desastre contido. Por isso, o ato de andar é também um ato de fé. Um milagre em dois tempos – um ritmo binário, com um momento de contenção e outro de liberação". Com isso, o poeta andarilho quase consegue descrever a cinemática da marcha!

Voltando à nossa descrição objetiva, para que haja deslocamento deve haver condução alternada do peso entre os membros, o que promove a aceleração do CM. Na medida em que esse movimento é cíclico, a marcha deixa mais claro que o corpo tem condições de manter um padrão estável a cada execução.

Dependendo do padrão motor, pode ocorrer involuntariamente uma desaceleração indesejada do CM ou uma aceleração deficiente, causada por dissipações de força nas articulações.

Nas fases da marcha, temos um momento de freada, um momento de reestabilização e, em seguida, um de propulsão. O método de força dinâmica procura ampliar a passada da caminhada e da corrida a fim de reduzir a frequência de passos ao longo de determinada distância. Assim, o número de vezes em que sofremos impactos e freadas diminui. Procuramos interferir no movimento a fim de ampliar a fase aérea e o contato do pé no apoio médio e final, encurtando o tempo de apoio inicial. Dessa forma, aumentamos o tempo de propulsão e abreviamos o de frenagem.

Cada indivíduo tem um padrão de marcha com particularidades que se repetem, como andar pisando só com a parte externa do pé, caminhar com os joelhos fletidos, arrastar o pé na fase aérea ou andar com a cabeça baixa. Aquilo que chamamos de andar consiste numa expressão pessoal – a ponto de conseguirmos reconhecer uma pessoa a distância somente pela forma como ela anda.

Muitas vezes, pequenas variações na marcha alteram substancialmente a qualidade do movimento e a eficiência na transmissão de força. Minimizar o total de deslocamentos do CM do corpo em relação à linha de progressão é o melhor mecanismo para conservar energia, pois assim nenhum esforço adicional se faz necessário para controlar as oscilações intermitentes do CM.

Para analisar a cinemática da marcha, além dos deslocamento dos ossos ou de uma visão tridimensional do corpo, deve-se levar em conta as forças presentes nesse deslocamento. Ou seja, é preciso identificá-las e compreender suas inter-relações.

AS FASES DA MARCHA

Por convenção internacional, o ciclo da marcha é descrito pela trajetória do membro inferior direito e divide-se em fase de apoio e fase de oscilação ou aérea.

A fase de apoio subdivide-se em:

- Duplo apoio inicial (o momento do impacto) – ocorre quando o retropé direito toca o solo (Figura 3.5A);
- Apoio unipodal (transição do peso corporal do retropé para o antepé) – ocorre quando o peso se acha somente no pé direito (Figura 3.5B);

- Duplo apoio final (relevância do antepé como alavanca de propulsão do CM) – acontece quando o antepé direito está no chão e o retropé esquerdo toca o solo (Figura 3.5C).

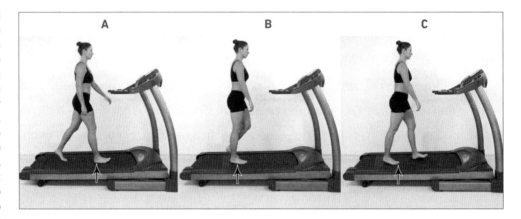

FIGURA 3.5 Fase de apoio no plano sagital. As flechas abaixo do pé indicam a área da sola que recebe a maior pressão do solo. A) Duplo apoio inicial: pressão no calcanhar. B) Apoio médio: pressão no meio do pé. C) Duplo apoio final: pressão no antepé.

Já a fase de oscilação ou aérea (mudança da posição do membro inferior ao término do duplo apoio final para o início das flexões articulares com o pé no ar) vai do momento em que o pé direito é elevado do solo até o momento anterior ao novo toque do pé com o solo (Figura 3.6).

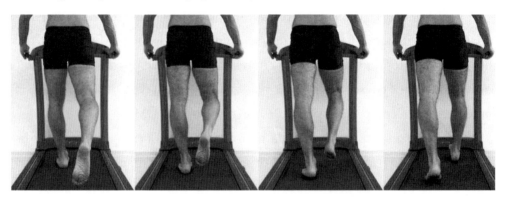

FIGURA 3.6 Fase aérea no plano frontal posterior. Sequência da esquerda para a direita.

RELAÇÕES ENTRE AS FORÇAS E AS FASES DA MARCHA

Para descrever as forças envolvidas nas fases da marcha, usaremos como referência a trajetória do membro inferior direito. Em cada fase ocorrem movimentos e aplicações de força em todos os segmentos esqueléticos. Partindo do princípio de que a força aplicada de um lado do corpo interfere na que é aplicada do outro, destacamos importantes relações entre eles.

Quando estamos parados em pé e desejamos iniciar a marcha, é necessário modificar o posicionamento corporal para passar do apoio bipodal ao unipodal. Para isso, devemos transferir voluntariamente o peso corporal para um dos membros inferiores, o que possibilita levantar o outro membro inferior e deslocar o

CM para cima do pé de apoio. Com o aumento da pressão no solo do lado esquerdo, necessitaremos de mais tensão muscular e estabilidade articular para manter a organização postural e o equilíbrio de todo o corpo, ou seja, ajustar a aplicação da força de apoio. O outro lado está no ar e precisamos fazer que as articulações do quadril, do joelho e do tornozelo estejam fletidas para permitir o adequado avanço do CM.

No lado que permanece apoiado, aumenta a pressão do antepé no solo e tem início a aplicação de uma força para trás e para baixo. Como a massa da Terra tem um peso muito maior que o do nosso corpo e existe atrito do pé com o chão, ao aplicarmos uma força para trás o pé permanece no mesmo lugar, possibilitando o avanço do centro de massa e levando o corpo a se desequilibrar para a frente. Inicialmente, descreveremos a marcha pela fase de apoio e, posteriormente, pela de oscilação.

Duplo apoio inicial

O duplo apoio inicial começa com a chegada do pé direito ao solo. No momento do contato, o peso corporal e a força de reação ao solo do lado direito são de pequena magnitude, pois a maior parte do peso ainda está sobre o pé esquerdo. À medida que o CM avança, aumenta o peso sobre o pé direito. Do apoio inicial ao apoio unipodal, a recepção do peso corporal na perna direita é feita pelo sistema ósseo, com os músculos trabalhando para frear a descida do CM e estabilizar as articulações, impedindo uma oscilação indesejada.

O peso do corpo, em contraponto à rigidez do solo, pressiona os ossos das articulações do membro inferior direito. Para diminuir a sobrecarga no sistema musculoesquelético, é importante que haja controle sobre o deslocamento lateral e descendente da pelve, sobre as flexões articulares e sobre as rotações ósseas. Nesse momento, do lado direito ocorrem dissipações da força de achatamento nas articulações, que dependem da interrupção voluntária das flexões articulares e das rotações dos segmentos ósseos, colaborando com a absorção do impacto.

O término da fase de duplo apoio inicial ocorre quando o pé direito fica completamente apoiado no chão e o antepé esquerdo propulsiona o corpo e promove o avanço do CM para cima do pé direito. Quando o CM estiver em cima do pé direito, haverá o equilíbrio corporal necessário para retirar o pé esquerdo do chão.

Nos destros, durante o contato inicial do pé com o solo, observam-se algumas assimetrias entre os dois lados do corpo. O lado direito é mais exigido para sustentar e propulsionar o CM, porém apresenta os segmentos e as articulações

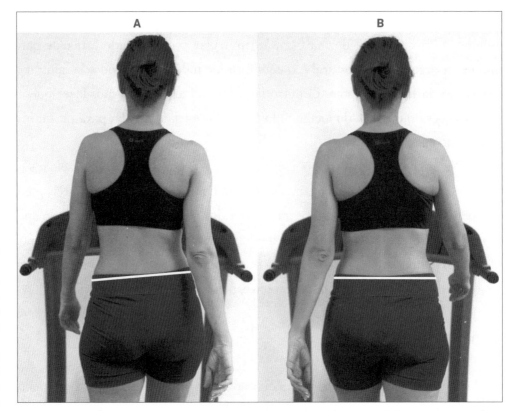

FIGURA 3.7 Plano frontal posterior. Foto comparativa dos dois lados do corpo em relação ao pé que faz o contato inicial. Observe a queda pélvica maior na Foto A do que na B.

mais desalinhados que o esquerdo. Já o lado esquerdo, no contato inicial do pé esquerdo com o chão, permanece com os segmentos e as articulações mais alinhados. Contudo, esse lado não recebe a mesma sobrecarga que o direito, pois nesse momento do passo o tronco permanece mais tempo em cima do pé direito do que no esquerdo (Figura 3.7). A maneira como o corpo está organizado no contato inicial determina, em grande parte, o sucesso do controle corporal nas duas fases de apoio seguintes.

Apoio unipodal

O apoio unipodal da fase da marcha é definido quando o peso corporal se encontra somente no pé. Nesse momento, a base de sustentação do corpo, composta por apenas um pé, é reduzida em relação às fases de duplo apoio – necessitando, portanto, de respostas motoras que permitam esse ajuste no controle da postura da caminhada. Nessa etapa, é necessário conduzir o CM para o alto e para o centro do corpo e, para que isso ocorra, o peso corporal deve se deslocar do retropé para o antepé. O contato do antepé com o solo e o avanço do CM em relação ao pé contribuem para reposicionar o CM sobre a base.

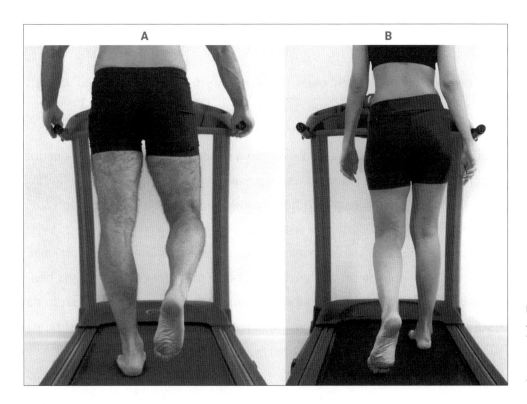

FIGURA 3.8
A) Posicionamento correto do CM no apoio unipodal.
B) Posicionamento incorreto.

Aqui, a energia que chegará à pelve para reposicionar o CM depende de a força ser transferida do solo para o antepé; do antepé para o retropé; do retropé para a perna; da perna para a coxa; e da coxa para o osso ilíaco. Se houver dissipações significativas de força em cada uma dessas articulações, o CM avançará sem estar centralizado e sem que o quadril e a pelve estejam estendidos (Figura 3.8).

Enfatizamos que, ainda nessa fase, finda a desaceleração do CM e inicia-se a aplicação de força destinada à propulsão do corpo para a frente. Nesse momento, o membro inferior apoiado no chão deve estar com o quadril e o joelho estendidos, de modo que o corpo produza uma força para baixo e para trás, no solo, e o membro que está no ar produza uma força balística para a frente. Ambos os lados do corpo, portanto, aceleram o CM para a frente.

A passagem da fase de duplo apoio inicial para o apoio unipodal é o momento da caminhada em que se faz o maior ajuste no equilíbrio. Porém, muitas pessoas não controlam as oscilações indesejadas no tronco e nos membros superiores nem conseguem manter ou realizar a extensão do quadril e do joelho da perna de apoio. Nessa fase do passo, devemos ter sensação de firmeza e de equilíbrio, com o pé de apoio posicionado sob a cabeça femoral.

Duplo apoio final

A fase de duplo apoio final tem início no momento em que o retropé esquerdo toca o solo e termina quando o retropé direito sai do solo.

No começo dessa fase, o membro inferior direito já deve estar estendido e assim permanecer. Para que o CM mantenha o deslocamento à frente, o quadril ainda deve aumentar sua extensão com a pressão do antepé para baixo. Ao iniciar a ação de flexão plantar, entra em funcionamento a última alavanca de força de propulsão desse lado do corpo, ou seja, o antepé.

Na caminhada, algumas pessoas não alternam a posição do antepé ao longo das três fases de apoio do pé no solo. Isso faz que a propulsão do CM venha basicamente da força balística do membro oscilante. Nós estimulamos a variação da posição do pé ao longo dos diferentes momentos de força da caminhada, numa ação ativa de controle do corpo.

Outro tema importante nessa fase diz respeito ao desequilíbrio do corpo durante a propulsão. Se mantivermos o peso posteriorizado, teremos maior desequilíbrio na transferência do CM do retropé para o antepé, prejudicando o controle sobre o deslocamento à frente. Isso aumenta a carga no corpo devido à maior flexão das articulações dos membros inferiores, principalmente nos joelhos, produzindo efeitos no tronco (Figura 3.9).

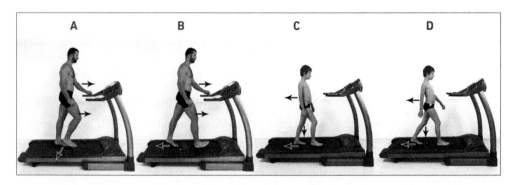

FIGURA 3.9 Durante a aplicação da força propulsora nas Fotos A e B, o tronco encontra-se anteriorizado em relação ao CM. Nas Fotos C e D, o tronco encontra-se posteriorizado em relação ao CM. Observe que o joelho esquerdo encontra-se flexionado e o braço direito faz força para trás.

No momento em que o calcanhar perde contato com o solo, há uma tendência a rodá-lo internamente. O desalinhamento indesejado entre o retropé e o antepé pode acontecer ainda com o pé em contato com o solo e fica evidente quando o pé oscila no ar.

Fase de oscilação ou fase aérea

A fase aérea começa com a perda do contato do pé direito com o solo e termina quando esse pé se encontra posicionado para um novo contato com o chão. Essa fase é dividida em três etapas:

- Oscilação inicial, com o membro inferior direito atrás do CM, extensão do tornozelo e o início da flexão do joelho e do quadril.
- Oscilação média, com o membro inferior direito iniciando a flexão do quadril e do tornozelo, mantendo a do joelho e contribuindo para a propulsão.
- Oscilação final, com o membro inferior direito fletido, preparando o contato inicial.

A fase aérea é o momento da mudança, no ar, das posições das articulações. Ou seja, as extensões tornam-se rapidamente flexões do membro inferior. Tal mudança depende, em grande parte, do bom controle do quadril. As flexões, quando bem-feitas, permitem que o membro inferior se desloque verticalmente em relação ao solo. Se as flexões adequadas forem mantidas, contribuirão

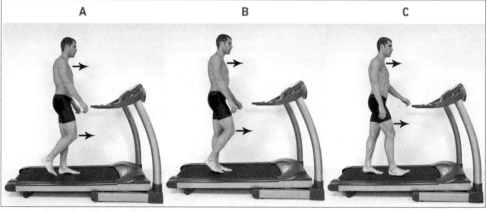

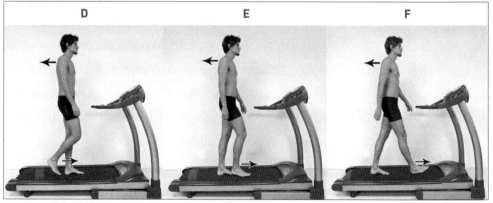

FIGURA 3.10 Fase de oscilação no plano sagital. Nas Fotos A, B e C, não ocorre a extensão do joelho direito. Nas Fotos D, E e F, dá-se a indesejada extensão do joelho direito.

para que o pé do ar realize a força balística sem chutar o ar. Dessa forma, o tronco não é desequilibrado para trás e a pressão do pé de apoio no chão aumenta (Figura 3.10).

No processo de aprendizagem do controle do andar, deve-se enfatizar a capacidade de antecipação no passo dessas ações de flexão articular. Observando caminhadas, em geral notamos que a grande maioria das pessoas quase não realiza essas flexões no membro inferior. De forma mais didática, dizemos que as pessoas parecem caminhar como se estivessem sobre pernas de pau.

Assim, além de determinar a posição do início do próximo passo, a qualidade da força aplicada do lado que está no ar influencia a qualidade do apoio do outro lado. O acerto da resposta motora na postura, em qualquer momento do passo, pode beneficiar a execução de todo o ciclo.

OBSERVAÇÃO DO CORPO NAS FASES DA MARCHA E EXERCÍCIOS ESPECÍFICOS

Os membros inferiores

Os membros inferiores na fase de contato inicial

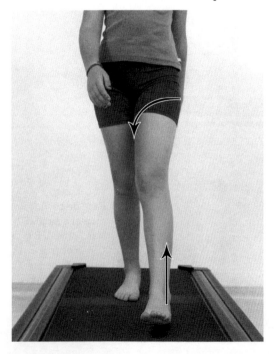

FIGURA 3.11 Contato inicial com rotação interna do fêmur e da tíbia.

Assim como no parado em pé, na caminhada os pés devem ficar paralelos, afastados um do outro numa distância correspondente ao espaço entre as cabeças femorais. Se os pés estiverem muito afastados um do outro, é difícil evitar maiores oscilações laterais do CM e do próprio membro inferior. Se eles estiverem muito próximos, pode haver o contato indesejado, em algum momento do passo, entre os dois membros. Tal contato evidencia uma acentuada oscilação pélvica para baixo e lateralmente.

A distância ideal entre os membros inferiores garante que a força aplicada neles varie. Ou seja, quando transferimos a maior parte do peso corporal do retropé para o antepé e empurrando o chão, fazemos uma força na planta do pé que varia de fora para dentro e de trás para a frente. No passo, é preciso verificar se os antepés e os retropés estão paralelos.

No momento do contato inicial do pé com o solo, é necessário que o fêmur apresente leve rotação externa em relação à pelve. Tal posição facilita a rotação do colo femoral sobre a borda do acetábulo e faz que essa articulação do quadril sustente a flexão sem conduzir a pelve à retroversão. A rotação interna do fêmur, aliada à flexão do quadril, facilita o aumento do contato do colo femoral com a borda do acetábulo, conduzindo a pelve à retroversão e podendo levar à síndrome do impacto femoroacetabular (Figura 3.11).

Observando o corpo no plano horizontal, a tíbia deve permanecer em leve rotação interna em relação à coxa, para que a força do impacto sobre o platô tibial seja recebida também na porção externa (Figura 3.12). A manutenção dessa rotação da tíbia durante toda a fase de apoio distribui o peso corporal numa área maior do joelho.

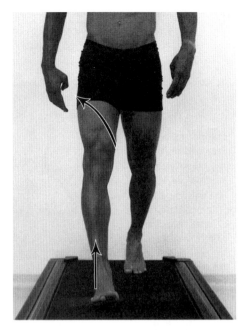

FIGURA 3.12
Contato inicial com rotação externa do fêmur e interna da tíbia.

O pé deve estar apontado para a frente e em dorsiflexão pela ação do músculo tibial anterior, o que produzirá leve eversão do pé em relação à tíbia, favorecendo inicialmente o contato da parte externa da planta do pé com o solo. Consideramos adequado que o ponto de contato do pé com o solo seja o calcanhar (Figura 3.13).

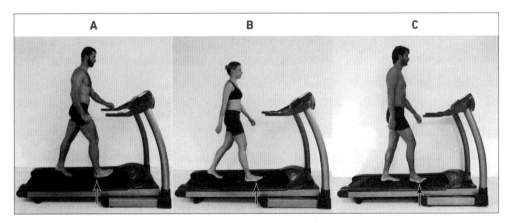

FIGURA 3.13
Plano sagital com variações do contato inicial.
A) Contato inicial no calcanhar.
B) Contato inicial na base do quinto metatarso.
C) Contato inicial na cabeça dos metatarsos.

O trabalho de força dinâmica garante estímulo ao controle do CM na melhoria das oscilações verticais, no plano sagital, e das oscilações laterais, no plano frontal. Dependendo da distância entre o ponto de contato do pé no solo e da posição do CM, a fase de duplo apoio inicial será mais longa ou mais curta. Visando a uma boa caminhada, estimulamos um duplo apoio inicial mais curto (Figura 3.14).

No instante em que o pé direito toca o solo, é aconselhável que o CM esteja posicionado em cima deste. Isso ajudará o pé esquerdo a fazer pressão no solo

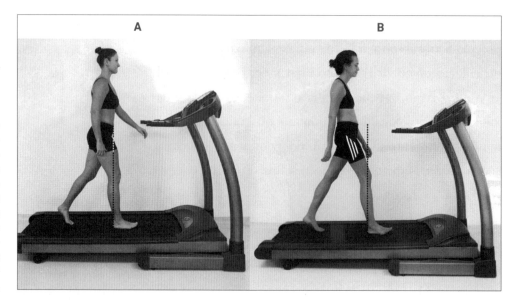

FIGURA 3.14 Comparação entre duas mulheres mostrando a linha de projeção vertical do ponto de contato do calcanhar no solo. A) Calcanhar abaixo do CM. B) Calcanhar à frente do CM.

para, rapidamente, dar uma sensação de apoio do esqueleto no solo e para diminuir o tempo do contato inicial e a desaceleração do CM.

Quanto maiores forem os ângulos das flexões articulares dos membros inferiores, maior será o atrito articular. Maior será também a energia para reequilibrar o corpo e reposicionar o CM. Em alguns casos, o reposicionamento do CM nem sequer ocorre, permanecendo as articulações do quadril, dos joelhos e dos tornozelos fletidas durante o ciclo da marcha (Figura 3.15). Na vida cotidiana, esses desajustes da porção inferior do corpo podem passar despercebidos. Quando aumenta a velocidade do passo ou os quilômetros percorridos, porém, eles atrapalham ainda mais.

O impacto do calcanhar aumenta a força de frenagem no joelho e na pelve. No joelho, no plano sagital, a tíbia é freada enquanto o fêmur continua o movimento para a frente, sendo logo contido pela ação do ligamento cruzado posterior. Isso produz atrito na cartilagem articular e nos meniscos, distendendo o ligamento cruzado posterior. O contato adequado do calcanhar com

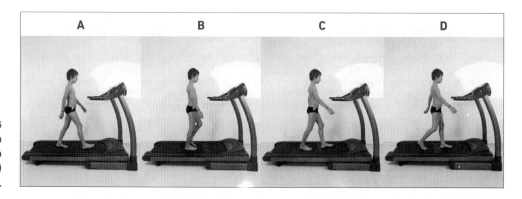

FIGURA 3.15 A) Duplo apoio inicial. B) Apoio médio. C e D) Duplo apoio final.

o solo deve acontecer sob o CM, pois assim se obtém melhor controle da desaceleração do fêmur em relação à tíbia.

Quando, antes de tocar o solo, a perna que está vindo pelo ar avança em decorrência da extensão do joelho como se estivesse chutando algo, o pé é posicionado para o contato inicial bem à frente do CM. Essa extensão do joelho na fase de oscilação é em geral acompanhada de menor dorsiflexão do tornozelo, que por sua vez é acompanhada da elevação dos dedos dos pés. Assim, evita-se que o pé se arraste ou tropece no chão (Figura 3.16).

Após o contato inicial, à medida que avançamos o CM, devemos conseguir que a porção inferior da cabeça do quinto osso metatarsiano esteja em contato com o solo (Figura 3.17). Assim, a arco longitudinal externo do pé dá estabilidade a todo o corpo no movimento e o arco interno contribui para a recepção do peso no contato inicial. O músculo fibular curto auxilia na manutenção da estrutura do arco longitudinal externo. Já o músculo tibial anterior trabalha quando os pés estiverem paralelos e em dorsiflexão.

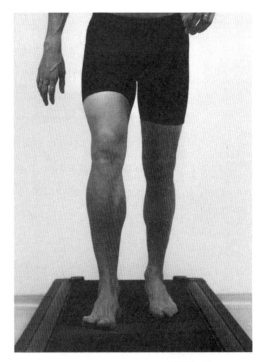

FIGURA 3.16
Fase de oscilação com dorsiflexão do pé, eversão e elevação dos dedos.

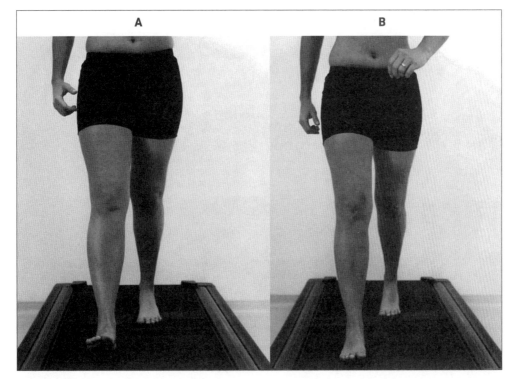

FIGURA 3.17
A) Contato inicial com o calcanhar.
B) Em seguida, contato do quinto metatarso.

Algumas técnicas de corrida de longa distância preconizam a seus praticantes para que o antepé faça o contato inicial, pois acreditam que isso traz mais eficiência na propulsão do corpo, diminuindo o impacto nas articulações. Nesse caso, no entanto, o tendão e os músculos do tríceps sural são tracionados por mais tempo e com mais carga, favorecendo, assim, o aparecimento de lesões – afinal, além da carga excêntrica nessa fase da marcha, esse tendão sofre contração concêntrica nas duas fases seguintes. Ou seja, a proposta de alteração da pisada aumenta a sobrecarga nessa parte do corpo.

Para nós, mais relevante que a carga do impacto é o ângulo em que as articulações ficam posicionadas no contato inicial e a desaceleração que ocorre entre os ossos. Mais importante que discutir que parte do pé toca o chão primeiro é falar sobre onde ocorre esse contato em relação à linha de projeção do CM no solo. No entanto, vale deixar claro que o calcanhar deve ser usado nesse contato inicial (veja a Figura 3.14).

Os membros inferiores na fase de apoio unipodal

Essa fase tem início quando a cabeça do primeiro metatarso do pé direito encosta no solo. É o momento do passo em que o pé permanece completamente

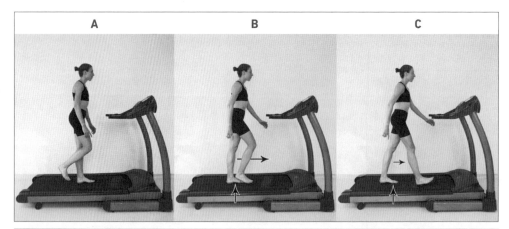

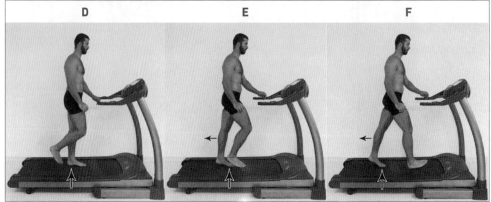

FIGURA 3.18
As Fotos A, B e C mostram o avanço da tíbia. Nas Fotos D, E e F, vemos o recuo incorreto da tíbia.

apoiado. Aqui, muitas pessoas sentem falta de equilíbrio, por não controlar as oscilações ósseas indesejadas no pé apoiado no chão.

Nessa fase, é necessário avançar a porção proximal da tíbia, com flexão dorsal do tornozelo com o deslocamento do CM. Assim, o peso corporal aumenta no antepé e diminui no retropé, produzindo uma tensão na musculatura posterior do membro inferior que se estende dos pés até os ísquios. A tensão passa para dentro e para a frente do pé e sobe para o tronco, conduzindo o CM à frente. Como é impossível manter a flexão do tornozelo, a porção proximal da tíbia avança de forma insuficiente em relação ao pé (Figura 3.18).

Depois que o arco externo do pé recebe o peso corporal na fase de duplo apoio inicial, na fase de apoio unipodal o peso deve ser distribuído numa área mais ampla. Assim, o contato da região abaixo do primeiro metatarso no solo, somado à dorsiflexão da articulação do tornozelo, oferece condições para que o pé empurre o solo (Figura 3.19). Se mantida, a estrutura do arco interno do pé produz um vetor de força para baixo no antepé e para cima no retropé. A FRS propaga-se então pelos membros inferiores, contribuindo para a extensão das articulações do membro inferior do lado que tocou o solo e para a centralização da pelve. Com essa força aplicada corretamente, o joelho e o quadril podem ser estendidos e, nesse caso, todo o membro direito passa a trabalhar integrado na propulsão do corpo, beneficiando inclusive o bom controle do tronco.

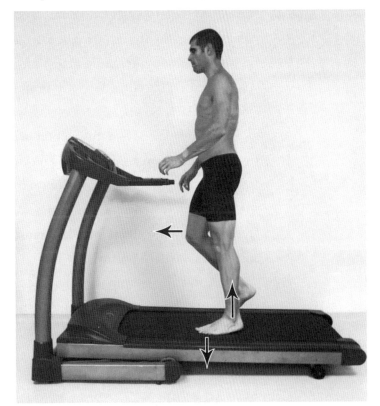

FIGURA 3.19
No apoio unipodal com contato do primeiro metatarso no solo propaga-se a FRS sobre o membro inferior apoiado no solo.

Essa é uma das forças de vida, aquela responsável pela ascensão do organismo que tem nos acompanhado durante todo o processo evolutivo. A oposição de rotação entre alguns ossos oferece estabilidade à FRS, que sustenta nosso corpo e reposiciona nosso CM de volta à sua altura.

A duração dessa fase não deve ser encurtada para que a força propulsora seja mantida. No contato inicial do membro inferior com o solo, o CM sempre será desacelerado. Sua aceleração deve ser iniciada na fase de apoio unipodal. A

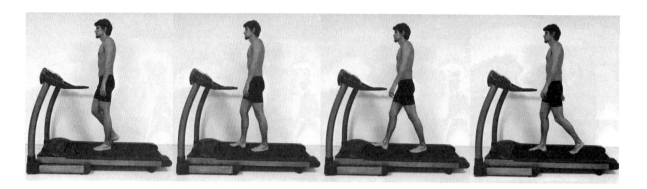

FIGURA 3.20
A) A falta de avanço do tronco e a extensão do joelho do membro inferior em oscilação dificultam o uso do antepé na fase final do apoio. Sequência da esquerda para a direita.

excessiva permanência do CM sobre o pé de apoio dificulta o uso do antepé para propulsionar o CM (Figura 3.20).

Notamos, desde a avaliação inicial da caminhada, a tendência a uma deficiência de força no antepé que leva à diminuição da força propulsora da fase de apoio unipodal e do duplo apoio final. Soma-se a isso a dificuldade de diminuir o peso no retropé, que faz que o antepé trabalhe mais tempo na função de apoio do que na de propulsão. Entre as consequências possíveis desse padrão está o fato de a força de propulsão concentrar-se na hiperextensão do joelho do lado do apoio.

Indivíduos levemente hipotônicos que tenham frouxidão ligamentar apresentam hiperextensão do joelho no parado em pé e, na marcha, achatamento do arco interno do pé, com o joelho e o quadril em flexão. A aplicação de força com as corretas oposições ósseas do antepé no apoio unipodal e do retropé, no duplo apoio inicial, organiza a passagem da força nesses casos, sendo benéfica para a postura.

A rotação externa da tíbia, por sua vez, leva os joelhos a ser varos. Nessa postura, os indivíduos apresentam tanto o arco longitudinal interno desabado quanto alto e exagerado (pé cavo). Apesar da semelhança dos joelho varos com rotação externa da tíbia, a diferença notada nos pés faz que essas pessoas apresentem o resto do corpo bem diferente.

Enfatizamos que todas as posições corporais só poderão ser acompanhadas pelo orientador e pelo próprio praticante se este estiver descalço. As oscilações nessa parte do corpo são sutis. Se não forem notadas e corrigidas, certas alterações articulares nos exercícios feitos em pé poderão acentuar a deformação da base de sustentação corporal.

Essa fase termina com o CM em aceleração à frente, no momento que um retropé perde contato com o solo e o outro retropé toca o solo.

Os membros inferiores na fase de duplo apoio final

A força do antepé no chão começa na fase de apoio unipodal e deve se estender até o término do duplo apoio final. A baixa capacidade de aplicar força e/ou o acionamento tardio do antepé poderão dificultar a sustentação do peso corporal e o avanço do CM.

Imagine que o próprio peso do corpo possa representar uma carga excessiva para o pé. O organismo, nesse caso, compensa em outras articulações essa falta da energia do pé para sustentar e acelerar o corpo. O pé que se encontra com baixa capacidade de empurrar o chão pode estar tanto em inversão como em eversão, dependendo dos componentes rotacionais do fêmur e da tíbia, no momento da aplicação da força de apoio ou de propulsão.

Na fase do duplo contato inicial, o pé do lado direito deve estar em eversão e, à medida que o retropé desse pé perde contato com o solo e o CM avança, o antepé deve realizar a inversão. No fim da fase de duplo apoio final, essa inversão tem de ser suave. Na saída do pé do solo, o centro de pressão passa entre os dois primeiros dedos do pé apoiado. Isso favorece a ação propulsora do arco longitudinal interno do pé, evitando o desabamento desse arco (Figura 3.21).

Quando o CM passa sobre a cabeça dos metatarsos do pé direito, é importante que haja o contato inicial do retropé esquerdo com o solo. Inicia-se, assim,

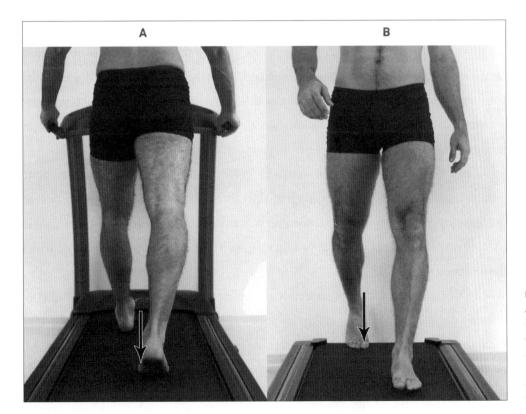

FIGURA 3.21
Apoio final com impulso passando entre o primeiro e segundo dedos. Pé de trás apoiado no solo em A e em B.

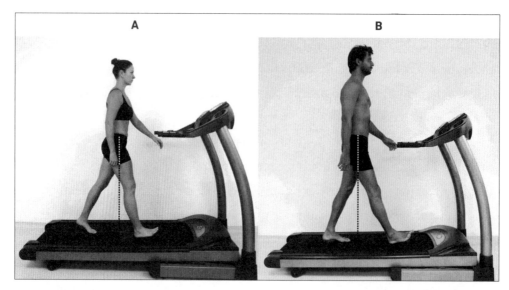

FIGURA 3.22 Duplo apoio final. A) Maior distância do CM para o pé apoiado no solo. B) Menor distância do CM para o pé apoiado no solo.

a transferência do peso entre os pés. No entanto, ela não ocorre totalmente sobre o lado esquerdo. O pé direito só conseguirá sair do chão quando o peso estiver inteiramente transferido para o lado esquerdo. O peso corporal deve ter sido transferido de um pé para o outro, e o pé esquerdo precisa ter firmeza suficiente para ser a alavanca de apoio do peso. Para a boa finalização da propulsão, é preciso aplicar a força que envolva os músculos extensores do tornozelo e dos dedos (Figura 3.22).

No momento final, para aplicar a força no solo com o pé, a articulação metatarso-falangeana e o hálux devem funcionar como uma extensão do arco longitudinal interno. Se o arco transverso estiver invertido, a pressão sobre os metatarsos e as falanges aumentará, fazendo que a força de propulsão seja dissipada. Esse arco é formado pelas cinco cabeças dos metatarsos e deve formar uma concavidade na sola do pé, desde que envolva os dedos na ação propulsora do antepé (Figura 3.23).

Em virtude da grande quantidade de força com a qual as falanges lidam para se estabilizar durante a passagem do peso sobre elas, é importante que se mantenham saudáveis. Observamos que a maioria das pessoas costuma perder o contato do quinto metatarso com o solo no apoio unipodal e, em consequência, no duplo apoio final.

O arco transverso do pé invertido, isto é, desabado, com os dedos trabalhando mais na fase de oscilação do que no apoio final do pé no solo, precipita o término da propulsão. Esta passa a ocorrer no momento em que a projeção do CM passa sobre a cabeça dos metatarsos. Dependendo de como utilizamos o corpo, isso pode ser motivo de lesões e deformações relacionadas ao pé.

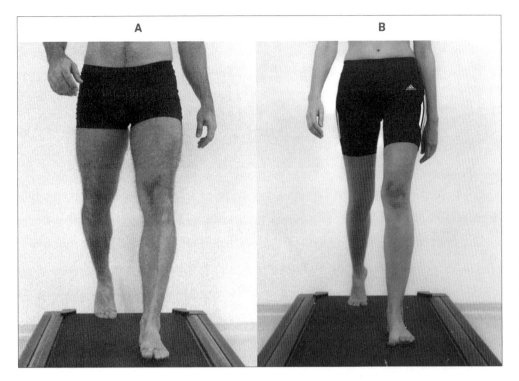

FIGURA 3.23
A) Arco transverso do pé de trás estruturado (côncavo). B) Arco transverso do pé de trás desestruturado (convexo).

No momento do contato do pé esquerdo com o solo, o joelho direito deve continuar em extensão ao empurrar o chão, para que o tornozelo direito possa fazer uma força extensora (veja a Figura 3.21). Nesse momento do passo, caso ocorra a indevida flexão do joelho direito, o calcanhar direito será elevado, muitas vezes de maneira instável; a musculatura da planta do pé perderá a tensão antes de finalizar a propulsão. Assim, o antepé deixará de ser a alavanca final da propulsão do CM e o tronco ficará inclinado para trás.

Quando a pelve se encontra em retroversão, o movimento do fêmur é feito com excesso de rotação externa e o pé finaliza o apoio no quinto metatarso. Isso se dá pelo excesso de rotação externa na tíbia. Esse padrão pode causar patologias nos membros inferiores e prejudicar a extensão do membro inferior direito. Ao correr, as pessoas com esse padrão costumam aumentar a anteversão pélvica e usar a musculatura lombar no momento da propulsão. Esse parece ser um dos principais motivos de lombalgia em praticantes de corrida e caminhada.

Os membros inferiores na fase de oscilação

A oscilação tem duas funções básicas: preparar/posicionar o membro para o próximo passo e gerar energia balística necessária ao avanço do CM.

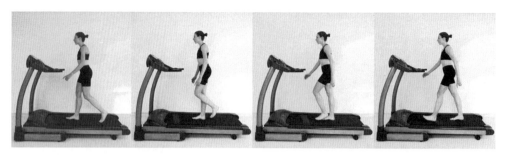

FIGURA 3.24 Sequência da esquerda para a direita da fase aérea com boa execução.

Ao término da fase de duplo apoio final, o membro inferior direito, que está perdendo contato com o solo, precisa estar com as articulações do quadril, do joelho, do tornozelo, da planta do pé e dos artelhos em extensão. Nesse momento, encerra-se a aplicação da força de propulsão desse lado do corpo.

Logo que se perde esse contato, o joelho e o quadril iniciam a ação flexora, com o objetivo de conduzir o fêmur e o pé à frente do CM. Nesse momento, é preciso manter uma leve anteversão da pelve, para que os músculos do períneo e os abdominais sejam ativados (Figura 3.24).

Essa ação flexora deve ser acompanhada da rotação do fêmur em relação à pelve, no plano horizontal. A grande dificuldade aqui é alterar a posição do fêmur em rotação interna no duplo apoio final para a rotação externa na fase de oscilação. Assim se evita um acentuado impacto do colo do fêmur no acetábulo.

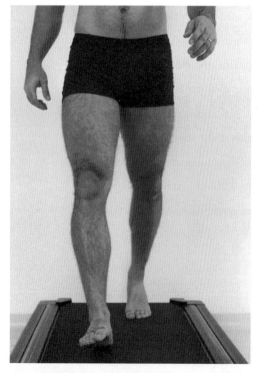

FIGURA 3.25 Posição adequada do pé no fim da fase aérea.

Durante a fase de oscilação, a tíbia deve apresentar rotação interna em relação ao fêmur; consequentemente, o pé deverá estar apontado para a frente e o retropé, mais abaixo que o antepé (Figura 3.25). O pé deve ainda estar posicionado próximo da linha de projeção vertical da cabeça do fêmur.

No tornozelo é necessário que o retropé gire externamente em relação à tíbia. No antepé, os dedos permanecem relaxados, sem ficar estendidos nem fazer garra. Essa posição final do membro inferior na fase oscilação favorece o contato inicial do planta do pé com o solo pela porção lateral-posterior.

Se a fase de oscilação do membro inferior ocorrer inadequadamente, a tendência é que o fêmur avance em rotação interna e o tornozelo fique acentuadamente relaxado, não realizando a dorsiflexão.

FIGURA 3.26
Posição inadequada do pé no fim da fase aérea.

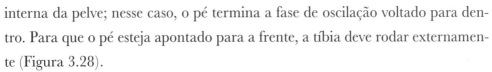

Pode também ocorrer a extensão dos dedos ou a rotação externa do pé – adaptações destinadas a evitar que o pé se arraste no chão. A tíbia pode ainda acompanhar a rotação externa do fêmur, o que levará o pé a apontar para fora (Figura 3.26).

Na observação do movimento no plano frontal, a propulsão executada pelo membro esquerdo do corpo faz avançar o lado direito da pelve, resultando no deslocamento do CM (Figura 3.27). Já no plano horizontal, verifica-se a rotação interna da pelve e do acetábulo direito.

Uma forma de má execução do movimento ocorre quando o fêmur direito acompanha a rotação interna da pelve; nesse caso, o pé termina a fase de oscilação voltado para dentro. Para que o pé esteja apontado para a frente, a tíbia deve rodar externamente (Figura 3.28).

À medida que evitamos o chute do pé do ar, estimulamos a manutenção da força propulsora do membro apoiando no solo, sem flexionar o joelho e sustentando a extensão do quadril. Durante a oscilação do membro no ar, observamos a dificuldade de coordenação dos movimentos do quadril e da pelve e fraqueza nessa região. Nesse caso, estímulos específicos precisam ser dados. Buscamos aumentar o controle e a força na flexão do quadril, ampliar o ângulo de flexão do quadril ou, simplesmente, aumentar a duração desse momento flexor. Aos praticantes, pedimos sempre que a flexão esteja associada à rotação externa femoral, justamente para favorecer o bom posicionamento do pé – que, como já mencionamos, deve estar embaixo do tronco e não à frente dele.

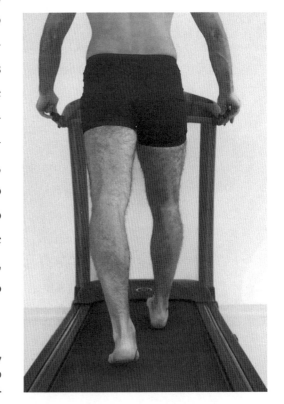

FOTO 3.27
A força aplicada no membro que está apoiado contribui para o avanço do quadril do lado que está oscilando.

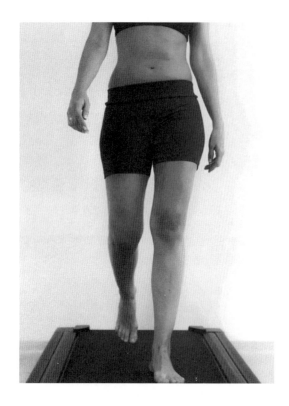

FIGURA 3.28
Má execução das rotações ósseas do membro inferior na oscilação, com rotação interna do fêmur e externa da tíbia.

Na caminhada, algumas pessoas podem achar adequado colocar um pé na frente do outro após cada passo, como se estivéssemos numa corda bamba. Esclarecemos que isso prejudica todo o controle proposto pela força dinâmica, pois é importante manter os pés sob as cabeças femorais. De forma didática, seria como caminhar sobre as linhas amarelas da divisão do sentido das ruas mantendo os pés sobre cada uma delas. Esse esforço facilita o controle da força dos membros inferiores, necessária para manter o equilíbrio da coluna e da caixa torácica no tronco.

A pelve

A pelve no contato inicial

A pelve deve ficar estável no duplo contato inicial. Observando a pelve no plano sagital, podemos imaginar uma circunferência que envolva, no alto, a crista ilíaca; e, embaixo, o ísquio. Dentro dessa circunferência encontram-se as articulações sacroilíaca e do quadril. No momento do contato do pé com o solo, é preciso observar, na pelve, o alinhamento entre dois vetores: o descendente do peso, que vem de cima pela articulação sacroilíaca; e o ascendente da FRS, que vem de baixo, pela articulação do quadril.

No padrão que consideramos adequado, o sentido de movimento da circunferência pélvica deve ser para a frente. Com isso, as articulações sacroilíaca e do quadril equilibram imediatamente as forças no contato inicial. Para tanto, é necessário que o pé esteja firme e abaixo da articulação do quadril, ajudando a diminuir a queda pélvica no plano frontal.

Caso o contato inicial do pé com o solo seja realizado embaixo do CM, a carga do impacto entre a cabeça do fêmur e o acetábulo acontecerá na linha do vetor de força peso, na articulação sacroilíaca. No plano sagital, esse alinhamento estabiliza a pelve, diminuindo a retroversão pélvica. Além disso, a oscilação do CM é reduzida. Nesse caso, o peso do tronco, dos membros superiores e da cabeça será equalizado pela energia que chega da FRS, na articulação do quadril. No plano horizontal, no contato inicial, esse padrão ocorre com a pelve do lado direito avançada em relação à do lado esquerdo. Esse tema será retomado na explicação da fase do duplo apoio final.

Se a pelve estiver em retroversão, a articulação sacroilíaca estará para trás em relação à articulação do quadril. Nesse caso, os vetores do peso e da FRS produzirão juntos essa retroversão da pelve. Toda energia que vem da FRS se dissipará pela frente da pelve e não subirá para a coluna pelo promontório.

Nessa fase da marcha, a pelve em retroversão está deslocada na direção contrária à da marcha. Tal posição exige um esforço muscular para reequilibrar o corpo. No plano sagital, essa posteriorização do tronco desloca o peso corporal para os calcanhares e a cabeça para a frente em relação ao tronco (Figura 3.29).

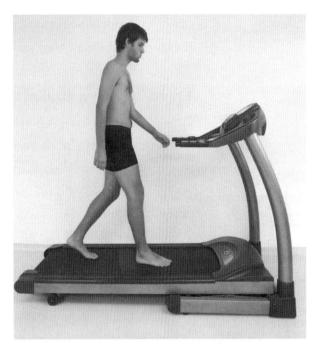

FIGURA 3.29
Observe a posteriorização do tronco e a anteriorização da cabeça.

Se observarmos a pelve no plano frontal, quando o contato inicial do pé direito é feito mais à frente do que o ideal, há demora no reposicionamento do CM. Esse exagero leva à acentuada queda da pelve do lado do apoio (Figura 3.30). Ressalta-

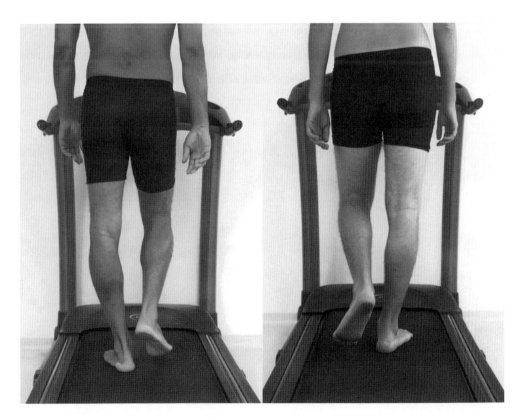

FIGURA 3.30
Observe a queda pélvica em ambas as pessoas.

mos que os orientadores devem ficar atentos a esse movimento da pelve, pois a grande maioria das pessoas apresenta esse desajuste na caminhada.

A pelve no apoio unipodal

Nesse momento da marcha deve acontecer a recuperação da queda pélvica. Para tanto, a força tem de começar no antepé apoiado, o que só é possível se for mantido o contato simultâneo do quinto e do primeiro metatarsos. Dessa forma, criam-se condições de estender o quadril e ativar os músculos glúteos e o músculo tensor da fáscia lata desse lado, que tracionam a espinha ilíaca (Figura 3.31). Com isso, o lado esquerdo da pelve eleva-se e ela fica alinhada. Esses músculos agem em conjunto para garantir a estabilidade do fêmur e do ilíaco durante a postura parado em pé e nas três fases de apoio da marcha.

No plano sagital, observamos a alavanca óssea do membro inferior, cujo papel é sustentar e deslocar para a frente o pé direito, o tronco, a cabeça e os membros superiores. No apoio unipodal, essa alavanca será mais eficiente se a pelve já estiver reposicionada e deslocando o CM para a frente. A pelve só ficará estável se o tronco estiver alinhado verticalmente em relação ao pé apoiado (Figura 3.32).

A pelve deve estar estabilizada em leve anteversão para que os músculos posteriores do membro inferior trabalhem melhor. Os músculos abdominais con-

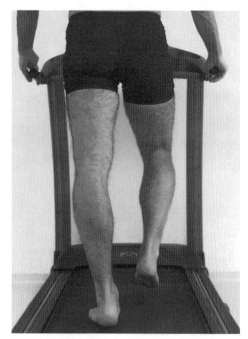

FIGURA 3.31 Plano frontal posterior de um indivíduo sem queda pélvica.

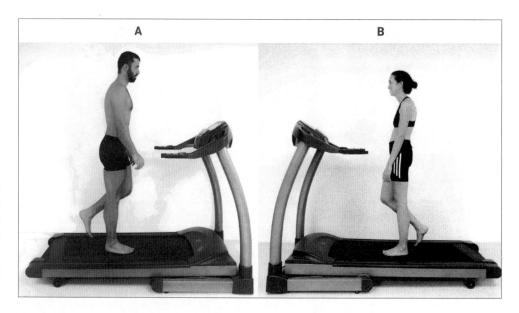

FIGURA 3.32 A) Alinhamento correto do tronco em relação ao pé apoiado. B) Desalinhamento do tronco em relação ao pé de apoio.

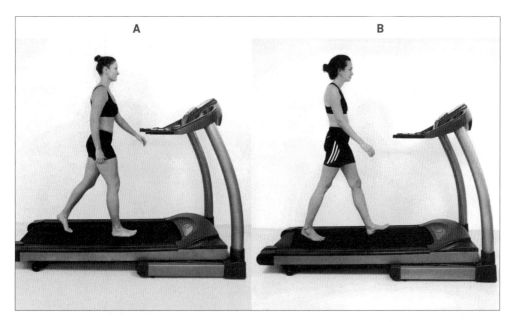

FIGURA 3.33
A) Pé tocando o solo abaixo do tronco. B) Pé tocando o solo à frente do tronco.

tribuem para essa estabilização, evitando que o púbis se movimente para baixo contra o sentido da antebáscula.

Observando a pelve no plano horizontal, com o início da força propulsora no apoio do pé direito, a força muscular desse lado do membro inferior precisa estar integrada ao trabalho dos músculos abdominais oblíquos interno e externo. Essa ação conjunta garante a estabilidade e o apoio necessários para que o lado esquerdo da pelve se desloque para a frente. O acetábulo esquerdo é assim conduzido para a frente, fazendo uma sutil mas enorme diferença no controle das oscilações laterais e inferiores do CM.

Essa posição adequada da pelve depende da força gerada no apoio do antepé direito no solo, com o avanço da pelve esquerda. O membro inferior esquerdo não pode desfazer prematuramente a flexão do quadril e do joelho, como veremos na fase de oscilação.

Na caminhada e na corrida, essa rotação pélvica aumenta o comprimento da passada. Esta deve ser longa o bastante para manter a força de propulsão com as extensões articulares. Contudo, deve-se cuidar para que o pé que está avançando no ar não passe à frente do tronco (Figura 3.33). Conforme faz a flexão do quadril, o membro inferior esquerdo tende a levar a pelve desse lado para a retrobáscula, o que não ocorrerá se ela estiver estabilizada no plano sagital.

No plano frontal, observamos que, se o pé retardar a força de empurrar o solo, o CM avançará com a pelve deslocada para a lateral direita e, no plano horizontal, com o lado esquerdo recuado. Além disso, somam-se a presença de aplicações de forças assimétricas, como apoio e propulsão, e o fato de que a maioria

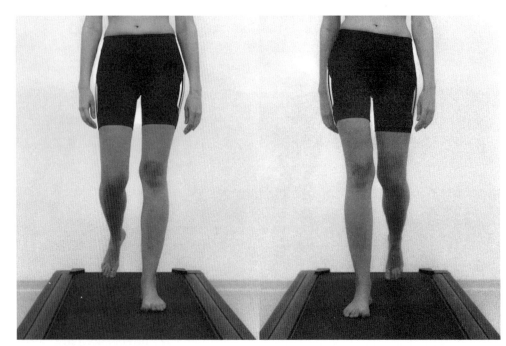

FIGURA 3.34
A mesma pessoa no mesmo momento da passada nos dois lados corporais. Observe a assimetria pélvica.

dos destros apresenta o membro inferior esquerdo mais comprido e com mais massa muscular que o direito. Tudo isso faz que, durante a marcha, a pelve esteja mais inclinada de um lado e um dos lados da pelve rode mais à frente do que o outro (Figura 3.34).

As diferenças entre os sexos no que se refere à largura da pelve influencia essa questão. Em virtude da largura maior da pelve, as mulheres têm mais dificuldade de centralizar o CM no apoio unipodal. Um dos resultados dessa diferença pode ser a força menor na pelve, tornando-a mais suscetível à perda do controle do períneo e da rotação externa do fêmur, além de acentuar a ação do peso do tronco sobre as cabeças femorais.

Trata-se de um momento especialmente delicado de transferência de força do solo para o avanço do CM, pois a perda da anteversão pélvica causa dissipação de energia e ineficiência do avanço horizontal do corpo. A retroversão pode ocorrer pela incapacidade do corpo de sustentar o peso do tronco sobre a pelve. Nesse caso, o avanço faz-se com a aceleração do membro inferior no ar, como veremos na fase de oscilação.

Para que haja eficiência no avanço do CM, a energia gerada pela força de apoio deve permanecer até o final da propulsão, com o mínimo de dissipação. Isso depende de vários fatores biomecânicos, entre os quais: o bom funcionamento da pelve; da perna do ar; do tronco; da cintura escapular; dos membros superiores e da cabeça.

A pelve na fase de duplo apoio final

Controlar o tempo do passo no apoio unipodal do pé direito colabora para que o contato do pé esquerdo com o solo só ocorra na fase de duplo apoio final. No plano horizontal, é preciso observar se a pelve esquerda está mais à frente da direita. Observando o corpo no plano sagital e no frontal, o início do pé esquerdo com o solo embaixo do corpo favorece a estabilidade pélvica. Nos treinamentos, solicitamos que as pessoas mantenham a extensão do joelho com a elevação do calcanhar e com a força do antepé (Figura 3.35).

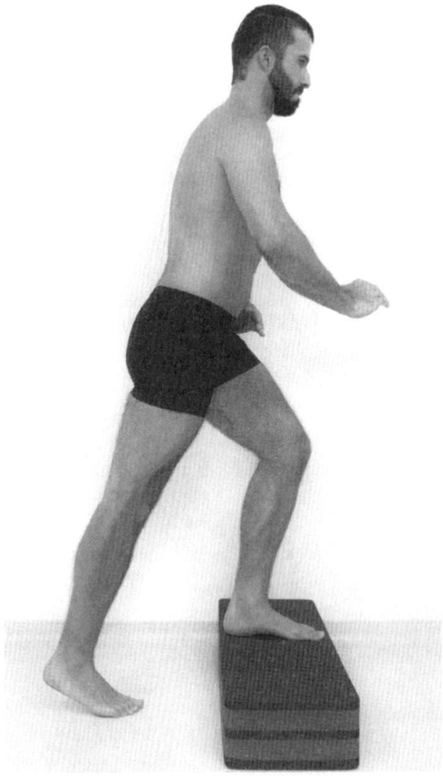

Observando o corpo no plano sagital, a flexão do joelho direito nessa fase leva a pelve à retroversão e posterioriza o tronco (Figura 3.36). Isso diminui a eficiência do avanço do CM. Como compensação postural, quase sempre a cabeça é levada a reequilibrar o corpo, indo para a frente e aumentando a sobrecarga na coluna.

Observando a pelve no plano horizontal, caso haja eventual fraqueza do antepé ao finalizar a propulsão do corpo, o membro inferior que está no ar busca compensá-la com a aceleração de trás para a frente pela extensão do joelho. Isso leva ao recuo do tronco da pelve do lado direito em relação ao lado esquerdo.

O comprimento da passada depende do controle simultâneo das ações de cada membro inferior. Um deles está apoiado na terra e, portanto, se encontra parado em relação a ela. A distância entre o joelho do ar e o pé apoiado define o comprimento da passada. O joelho e o quadril do ar devem permanecer fletidos enquanto, do lado do apoio, precisam se manter estendidos (Figura 3.37). Uma das maiores dificuldades, porém, é controlar a inadequada flexão do quadril e do joelho do pé do chão antes do final da propulsão.

FIGURA 3.35
Exercício com extensão do joelho e elevação do calcanhar.

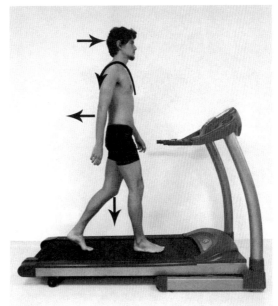

FIGURA 3.36
Apoio final com joelho fletido, tronco posteriorizado, braço direito com força exagerada para trás e anteriorização da cabeça.

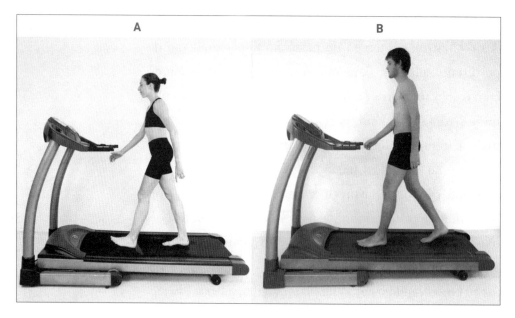

FIGURA 3.37 A) Correta elevação do calcanhar de trás com manutenção da extensão do joelho do membro apoiado. B) Após a elevação do calcanhar de trás, o joelho acentua a flexão.

A pelve na fase de oscilação

Ao iniciar a fase de oscilação, o pé direito perde contato com o chão apenas quando o CM está completamente deslocado para a frente e sobre o pé esquerdo. Em seguida, o membro inferior e a pelve do lado direito têm de realizar uma rápida e ampla alteração de seus ângulos.

Observando o plano horizontal, a pelve do lado direito será deslocada de trás para a frente do tronco. No plano sagital, não se deve perder a leve anteversão. Nessa fase, o desafio é conseguir uma boa flexão do quadril e do joelho, mantendo a estabilidade pélvica nos planos sagital e frontal.

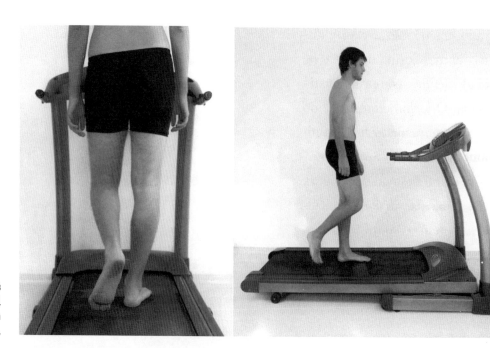

FIGURA 3.38 Padrão postural inadequado na caminhada.

Como já vimos, durante a fase de apoio unipodal, a falta de força muscular na pelve e no membro inferior apoiado acarreta duas consequências: no plano sagital, a retrobáscula da pelve; no plano frontal, a falta da recuperação da queda pélvica. Isso interfere na qualidade da execução da marcha, pois o CM é deslocado de maneira ineficiente, mais para o lado do que para a frente. O resultado dessa má aplicação de força leva a um padrão postural inadequado e a um desajuste no controle do peso, do equilíbrio e da aceleração do corpo (Figura 3.38).

Consideramos o trabalho com a aplicação de força muito eficaz para realizar ajustes na organização do corpo. Por meio do trabalho com a força, é possível ampliar a percepção sensorial e ajustar melhor o organismo ao ambiente.

O tronco e os membros superiores

O tronco na fase do duplo apoio inicial

Durante a caminhada, o tronco deve apresentar estabilidade nos três planos corporais: sagital, frontal e horizontal. A coluna estável funciona como um eixo vertical. O movimento de rotação de suas vértebras acontece em sinergia com as costelas, as escápulas e os membros superiores. Cada lado da caixa torácica deve realizar um movimento no plano horizontal em relação ao eixo vertical vertebral (Figura 3.39).

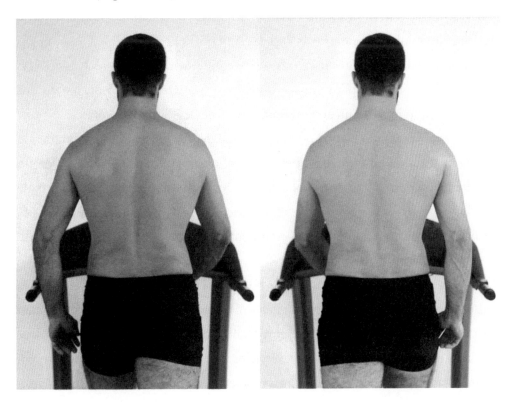

FIGURA 3.39
Plano frontal posterior com movimento adequado do tórax.

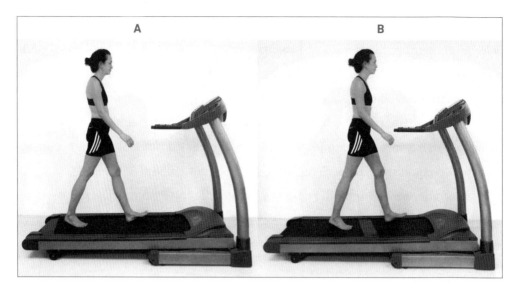

FIGURA 3.40
A) Retrobáscula do tórax. B) Antebáscula do tórax.

Como vimos no apoio inicial dos membros inferiores, nessa fase a força do peso tem o sentido descendente; porém, após o impacto inicial, a FRS é transferida do quadril para a coluna por meio da pelve. O controle das instabilidades do tronco e dos membros superiores é importante para a qualidade do avanço do CM.

Observando o corpo no plano sagital, imaginemos uma circunferência que envolva a caixa torácica. Ela deverá, assim como a pelve, estar rodando para a frente, em leve antebáscula, sem causar flexão da coluna torácica (Figura 3.40). Para estruturar essa posição das costelas, é necessário tracionar para a frente a clavícula, a espinha escapular e as costelas superiores e, ao mesmo tempo, movimentar as costelas flutuantes para trás. Esse sentido de rotação faz que as costelas empurrem as vértebras para cima e o osso esterno para baixo, solicitando dos músculos abdominais a função de sustentação frontal e lateral do tórax.

A estabilidade do tronco no plano sagital depende do bom funcionamento da musculatura do períneo. Esse músculo em forma de losango está inserido no assoalho pélvico, sendo responsável pela ligação, por baixo do tronco, da parte de trás do corpo – cóccix e ísquios – com a parte da frente – o púbis. A ação do períneo impede que, ao mobilizarmos a musculatura abdominal, a pelve rode para trás em retrobáscula.

Observando o tronco nos planos horizontal e frontal, as costelas inferiores não devem se aproximar das cristas ilíacas (Figura 3.41). Ou seja, o tronco não deve inclinar lateralmente (veja a Figura 3.39). Atenção especial a esse fato deve ser dada durante as execuções de exercícios de força em decúbito dorsal e em qualquer posição corporal em que haja peso extra nas mãos.

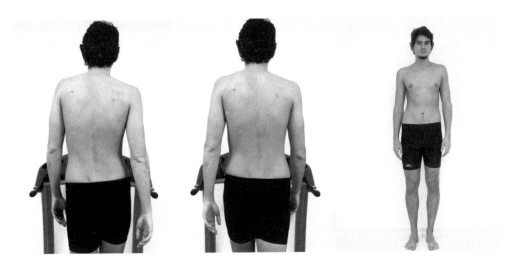

FIGURA 3.41
Inclinação lateral do tronco inadequada no duplo apoio inicial e no parado em pé.

No momento do contato do pé direito com o solo, o tronco deve apresentar uma pequena rotação no plano horizontal para a direita e, com o lado esquerdo do tórax, rodar à frente do eixo vertical da coluna. Nesse momento, o braço esquerdo deve estar à frente do tronco e o braço direito não deve fazer força para trás (Figura 3.42A). Para que haja transferência de força entre o tronco e os membros superiores, as escápulas devem permanecer em abdução, favorecendo a ação do músculo serrátil dos dois lados do tórax. O serrátil auxilia a rotação da coluna e do próprio tórax. Nesse momento, o membro superior direito ainda se movimenta para trás – sem interferir na abdução da escápula.

Um erro comum é o membro superior direito realizar força excessiva para trás, causando: adução da escápula direita; elevação do ombro direito; inclinação

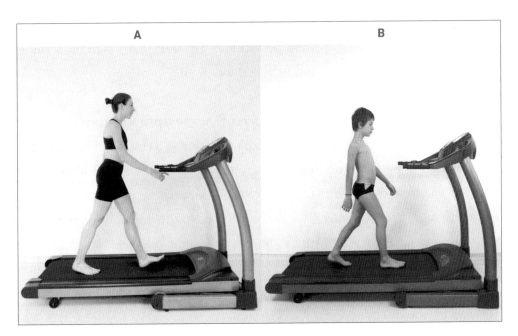

FIGURA 3.42
A) Movimentação correta dos membros superiores.
B) Movimentação incorreta dos membros inferiores.

do tórax para trás e para o lado direito; movimentação da clavícula e das costelas superiores para trás e das costelas inferiores para a frente. Anula-se assim a função de sustentação do tórax realizada pela musculatura abdominal (Figura 3.42B).

Lembremos que, nessa fase, o avanço do lado direito da pelve produz um sentido de rotação na coluna lombar, enquanto a cintura escapular produz uma força de rotação no sentido oposto. Essas duas rotações em sentidos contrários causam a torção da coluna, colaborando para a variação, durante o ciclo da marcha, do ponto de aplicação da carga sobre as vértebras.

Uma deficiência frequente é a falta de controle desse complexo movimento de torção da coluna vertebral. Se os braços se movimentam dissociados da movimentação da coluna, esta não apresenta torção e sua flexão se acentua. Isso origina falta de variação das cargas aplicadas na coluna, podendo levar a alterações posturais.

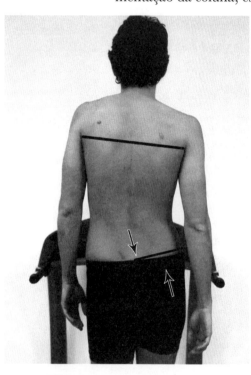

FIGURA 3.43
Inclinação lateral do tronco.

Nessa fase da marcha, o tronco e o membro superior direito devem ser envolvidos nas funções de apoio, enquanto o tronco e o membro superior esquerdo estarão envolvidos na função de propulsão do CM. Se houver excesso de força do braço direito para trás, ocorrerá instabilidade no tronco, que se inclinará para a direita, enquanto a força propulsora do lado esquerdo será dissipada pela lateral esquerda do tronco (Figura 3.43).

O somatório das oscilações da pelve para o lado e para a direita, com a instabilidade do tórax, compõe o padrão de escoliose em indivíduos com predomínio de propulsão no lado direito.

O tronco e os membros superiores na fase de apoio unipodal

No plano horizontal, já na fase do apoio unipodal, as rotações do tronco são invertidas. O lado direito do tórax começa a sentir a contração dos abdominais. Essa ativação vem do trabalho firme do retropé, para dar apoio no contato inicial e garantir a estabilidade entre os ossos do retropé e os do antepé no apoio unipodal. Os abdominais ajudam o tórax no ato de acompanhar o avanço do CM. Como vimos, no parado em pé, as vértebras são empurradas para cima por meio de suas facetas articulares posteriores, descendo o peso sobretudo pelo corpo da vértebra e pelos discos intervertebrais.

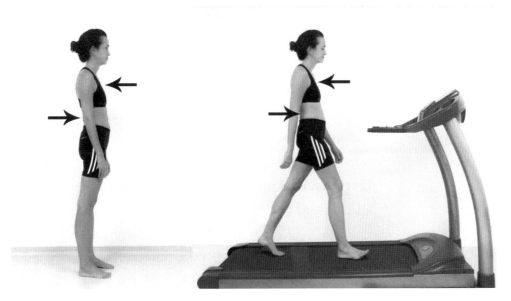

FIGURA 3.44
Posteriorização do tronco no parado em pé e na caminhada.

A FRS sobe pela pelve e chega ao tronco pela ação dos músculos abdominais. Se estes não forem ativados, essa força se dissipará pela frente do tronco, favorecendo a rotação deste para trás (Figura 3.44). Essa inversão inadequada dos vetores no tronco afeta o equilíbrio no ciclo da passada.

Para que o tórax acompanhe a aceleração do CM à frente, além de manter os abdominais contraídos, deve-se manter a tensão da parte frontal do pescoço, para que a cabeça também seja deslocada para a frente. Essas ativações musculares da região anterior do pescoço e do tronco contribuem para que a cabeça, o tórax e a pelve mantenham o sentido de rotação anterior no plano sagital. Na cabeça acontece o início da rotação para a esquerda em relação ao tronco (Figura 3.45).

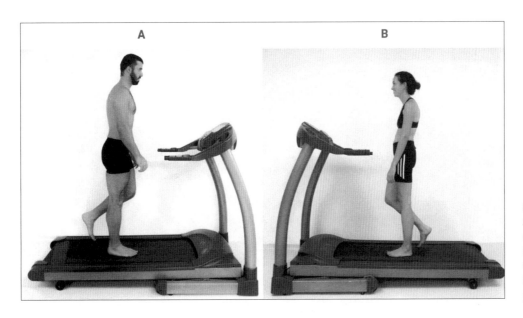

FIGURA 3.45
A) Músculos anteriores do abdome e da cervical ativados.
B) Músculos pouco ativados.

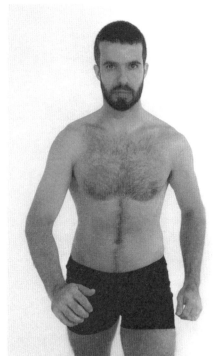

FIGURA 3.46 Rotação da coluna e mãos direcionadas para a frente.

Durante a rotação da coluna, as escápulas mantêm-se abduzidas e a cintura escapular direita, que estava atrás da linha média do corpo no apoio inicial, começa a avançar. O membro superior direito avança com o ombro, sendo deslocado para a frente do tronco (do mesmo lado da perna que iniciou o apoio do corpo e o propulsionou).

O tronco e os membros superiores na fase de duplo apoio final

Nessa fase, o tronco termina a rotação para a esquerda iniciada no apoio unipodal. O membro superior direito vai à frente do corpo, acompanhando a rotação para a esquerda do tronco, e finaliza o movimento quando interromper a força propulsora do lado direito do corpo.

A rotação da coluna é o prolongamento da rotação pélvica causada pelo avanço do quadril esquerdo; pela rotação da lombar da esquerda para a direita; e pela rotação das vértebras torácicas e da cintura escapular, com avanço do ombro direito. Nesse conjunto de oposições a FRS conduz o corpo à frente.

Não deve se perder a sinergia entre as duas mãos enquanto ocorre a rotação da coluna. Ambas as mãos devem estar apontadas para a frente (Figura 3.46).

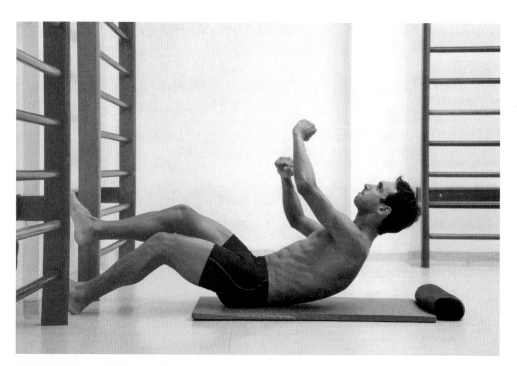

FIGURA 3.47 Músculos serrátil e o oblíquos auxiliando a antebáscula do tórax.

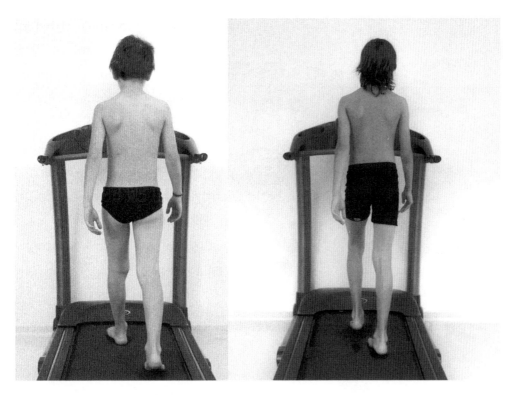

FIGURA 3.48
Crianças caminhando com as escápulas aduzidas.

Consideramos fundamental aprender a aproveitar melhor o deslocamento do braço à frente para a propulsão do corpo. Ou seja, o membro superior que estiver indo de trás para a frente também orienta a direção e o sentido de deslocamento do corpo. O ombro direito vai à frente com o tórax e as escápulas são abduzidas pela ação do músculo serrátil. A ação conjunta desse músculo e dos oblíquos do abdome possibilita a condução da força propulsora através do tórax, dos ombros, da cabeça e dos membros superiores (Figura 3.47).

Observamos, porém, que muitas pessoas, desde cedo, apresentam a pelve e o tórax em retrobáscula, com as escápulas permanecendo quase sempre aduzidas. Essa postura leva o membro superior esquerdo a aplicar mais força para trás do que para a frente, instabilizando por cima da pelve o deslocamento do CM (Figura 3.48).

O quadrúpede e o bípede apoiam-se e, em seguida, empurram um lado do corpo de cada vez. Quando observamos um quadrúpede em locomoção, no momento em que a pata traseira empurra o solo, a pata dianteira do mesmo lado encontra-se no ar, para que o corpo seja deslocado para a frente (Figura 3.49). Enquanto isso, a pata dianteira do lado oposto à pata traseira propulsora encontra-se apoiada no chão. Isso acontece para dar equilíbrio, minimizar o deslocamento lateral do corpo – evitando que ele caia à frente – e auxiliar a propulsão.

Quando o padrão de movimento do bípede se assemelha ao de um animal quadrúpede, ocorrem diversas dissipações de força nas articulações, bem

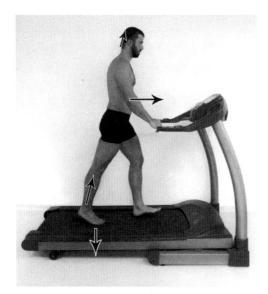

FIGURA 3.49
A transmissão de força no duplo apoio final deve se manter sempre do lado do pé que está no solo executando a propulsão.

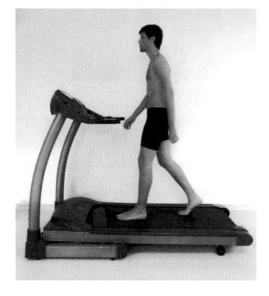

FIGURA 3.50
Anteriorização da cabeça em relação à coluna.

como mau posicionamento dos ossos para manter e ajustar a postura. Esse sistema de propulsão desabilita a ação dos músculos abdominais e dos extensores do quadril, o que piora a eficiência da aplicação da força propulsora. O corpo vê sua capacidade de empurrar o solo limitada, pois diminui o tamanho do deslocamento do CM no eixo horizontal (veja a Figura 3.44).

Tal padrão favorece ainda a retrobáscula do tórax. Ao observarmos o corpo no plano sagital, verificamos que os ombros ficam posicionados atrás do quadril e o membro superior esquerdo aplica força de propulsão só para trás, causando mais uma interferência negativa no deslocamento do CM.

Observamos ainda que a cabeça compensa o equilíbrio corporal, mantendo-se à frente do tórax pela tração dos músculos posteriores do pescoço sobre as vértebras da coluna cervical (Figura 3.50). Dependendo da rotação da cabeça nesse avanço, a coluna cervical poderá estar retificada, com rotação anterior da cabeça, ou em hiperlordose, com rotação posterior da cabeça.

O tronco e os membros superiores na fase de oscilação

No final da fase de oscilação, o avanço do CM e o subsequente contato inicial do pé esquerdo com o solo dependem da força de propulsão executada pelo antepé direito. Quanto mais à frente do púbis estiver o pé esquerdo, menor será a ação propulsora do lado direito. Durante a oscilação, se o pé esquerdo avançar para além do tronco, produzirá uma força que levará o quadril para trás, prejudicando a propulsão do corpo (Figura 3.51).

Dessa forma, a desaceleração do CM e a sobrecarga na musculatura lombar serão maiores. Em consequência, na fase seguinte, do contato inicial, aumenta a mobilização do quadríceps femoral esquerdo.

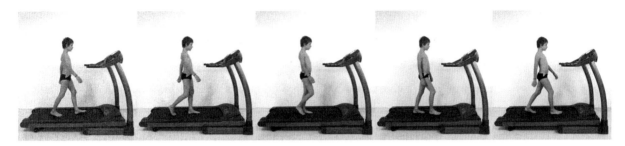

FIGURA 3.51 Fase de oscilação com posição inadequada do tronco. Sequência da esquerda para a direita.

Observando o corpo no plano sagital, nota-se que o avanço do tórax em antebáscula, com o CM e com a cabeça, mantém o alinhamento do tronco. Nesse momento acontece uma rotação para a direita, pelo efeito da força propulsora realizada do lado esquerdo (Figura 3.52).

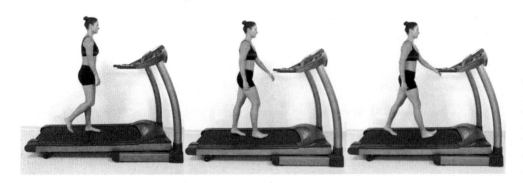

FIGURA 3.52 Fase de oscilação com posição adequada do tronco. Sequência da esquerda para a direita.

O avanço do membro inferior que se encontra em oscilação requer um bom controle sobre a força e o ritmo de seu movimento. Isso é necessário para manter a pelve estável, avançar a crista ilíaca do mesmo lado e baixar o pé com o joelho levemente fletido. Assim, o tronco do lado direito consegue manter ativada a força dos músculos abdominais.

O membro superior direito recua em relação ao tronco, sem que o ombro do lado direito recue. Para tanto, a escápula direita deve permanecer aderida ao gradil costal e abduzida.

A cabeça

Durante todo o ciclo da marcha, a cabeça trabalha para manter o equilíbrio corporal. Observando-se a cabeça no plano horizontal, quando ocorre o contato inicial do pé direito, ela deve estar com leve rotação para a direita, acompanhando a rotação do tórax, o que favorece olhar para a frente com a vista esquerda. No apoio médio, à medida que o tórax do lado direito e o membro superior direito avançam, a cabeça é movimentada até ficar centralizada. No apoio final, ela deve estar inclinada para a esquerda.

Na marcha, deve-se manter o olhar à frente, favorecendo uma visão ampla que nos possibilite ver o chão sem ter de abaixar a cabeça. No plano frontal, dependendo das oscilações laterais da pelve e do tronco, a cabeça tende a se inclinar no sentido oposto a esse, sendo mais evidente durante o apoio médio. Em indivíduos com assimetria de tronco acentuada ou escoliose, a cabeça tende a permanecer durante todo o ciclo mais inclinada para um dos lados, como um mecanismo de compensação do equilíbrio.

No caso das inclinações laterais do tronco na marcha, nos planos horizontal e frontal, não basta corrigir a posição da cabeça para melhorar a postura. As correções da cabeça devem sempre estar acompanhadas da consciente condução da FRS pelo corpo, para que a força que vem de baixo modifique adequadamente sua posição. Quando isso ocorre, tendemos a aproximar a quantidade de força de propulsão e de apoio aplicada pelos dois lados do corpo.

No plano sagital, as correções devem acompanhar as mesmas indicações do parado em pé. A cabeça deve manter leve anteversão com ativação dos músculos da região anterior do pescoço; ao mesmo tempo, o hioide é suavemente forçado para trás (veja a Figura 2.39). Isso oferece uma sustentação vertical da estrutura óssea da coluna cervical, evitando sua acentuada flexão. Essa função na porção anterior do pescoço deve ocorrer durante todo ciclo da marcha, evitando assim que as pessoas andem com a cabeça caída à frente em antebáscula (Figura 2.40B) ou com excesso de retrobáscula (Figura 2.40A). Em ambas as situações, a cabeça está avançada em relação ao tórax para compensar a retrobáscula deste. Nesses casos, o indivíduo pode apresentar tanto retificação como hiperlordose cervical.

4 Conclusão

ESPERAMOS TER DEMONSTRADO que a marcha é um excelente instrumento para trabalhar os principais elementos envolvidos no controle do movimento. Trata-se de uma tarefa motora básica, acessível e comum a todos nós, correspondendo a uma quantidade de carga suportável pela maioria das pessoas. Aparentemente corriqueiros, os movimentos do corpo na caminhada mostram-se ricos para trabalhar as forças corporais.

Em nossos programas, interferimos no sentido de trazer mais saúde para os nossos passos. Aprendemos a andar assim como aprendemos a falar, ou seja, sem um processo formal de aprendizagem. É com esse conjunto de normas culturais apreendidas que a força dinâmica trabalha, inibindo os desajustes, quebrando condicionamentos indesejáveis e praticando as respostas motoras mais adequadas.

Trata-se da criação de um método de aprendizado que foi elaborado durante anos de prática clínica e treinamento. Nossa principal preocupação era alterar condicionamentos motores que já estavam internalizados e consolidados desde a infância. Corrigir os problemas relativos à marcha funciona como uma porta de entrada para a transformação global dos hábitos dos praticantes. As pessoas em geral não tem consciência de que estão andando desalinhadas e desequilibradas. Na caminhada, por exemplo, não percebem como pisam errado, no início do contato do pé com o chão, ou como ocorre a oscilação prejudicial dos ossos do membro inferior, durante a perda do contato do pé com o solo. É justamente nesses casos que fazemos nossa proposta de interferência consciente e programada de soluções.

Além de atender a pessoas que visem apenas à melhora postural, o trabalho de força dinâmica obtém bons resultados em patologias relacionadas ao mau uso do corpo, como nas lesões ortopédicas que afetam articulações, músculos e tendões – e até em determinados problemas neurológicos que atingem o bom desempenho da marcha. Outros beneficiados pelo método são atletas de diversas modalidades esportivas – como corrida, triatlo e corrida de aventura – em busca de melhora no desempenho.

Ensinamos os atletas a permanecer atentos às sensações corporais durante os treinos, sobretudo nos momentos mais estafantes da prova. Os atletas que passam por nosso trabalho usam o treino de marcha e corrida e os exercícios de força dinâmica como parte da rotina de treino. Com esses acréscimos, adquirem mais constância no treinamento e obtêm resultados mais expressivos, incluindo vitórias em maratonas e corridas de abrangência nacional e internacional.

Músicos – como cantores, flautistas e violinistas – que treinam igualmente o corpo para uma ação motora específica também procuram o treino de força dinâmica. São profissionais que dependem do corpo para manifestar seus dotes artísticos. Eles passam a coordenar melhor a postura parado em pé e a marcha. Além disso, compreendem melhor como usar o organismo de modo adequado em seu trabalho.

Ao longo de nossa prática, concluímos ser possível interferir no padrão de execução de movimentos de indivíduos de todas as idades, desde que eles tenham vontade de promover sua autotransformação. Mesmo que seja considerada natural, a caminhada sempre pode ser alterada por meio da nossa vontade, ao exercermos um controle voluntário e intencional sobre ela. Ou seja, pessoas de qualquer idade podem se beneficiar do trabalho postural e de força. O objetivo é tornar mais eficiente não só a própria marcha, mas todos os demais gestos e especificidades motores que derivam dos seus movimentos.

5 Exercícios de força dinâmica

POSIÇÕES CORPORAIS SOLICITADAS E INSTRUÇÕES PARA O PARADO EM PÉ

PARA TREINAR O PARADO EM PÉ, é preciso adquirir, incorpora e aplicar determinadas recomendações no dia a dia. Quando oscilamos o corpo para a frente, é necessário movimentar em conjunto diversos ossos, para que o centro de pressão do corpo na planta do pé se desloque de modo intencional e possa sofrer ajustes durante o movimento. Quando o CM é deslocado para a frente no parado em pé, o tronco, a cabeça e a coxa devem fazer o mesmo, a fim de que a resultante na base de sustentação, ou seja, o vetor da pressão plantar, aponte em direção ao antepé.

Se apenas alguns ossos forem deslocados para a frente, a resultante na base de sustentação torna-se imprevisível. Fazemos um acompanhamento da postura em movimento para entender os ajustes já consolidados em cada pessoa.

A seguir, a relação das posições corporais que solicitamos no treinamento do parado em pé:

- pés paralelos, na largura das cabeças femorais;
- tornozelo fletido sem causar o desabamento do arco longitudinal interno;
- peso do corpo na planta do pé em toda a extensão do arco longitudinal lateral;
- o antepé empurra o chão, mantendo a sinergia entre o primeiro e quinto metatarsos e o calcâneo;
- joelho estendido e coxa rodada para fora até que os joelhos estejam voltados para a frente – ao colocar os pés paralelos voltados para a frente quase todas as pessoas giram internamente o fêmur em relação à patela e à tíbia;

- quadril estendido;
- pelve em suave anteversão, ísquios para cima, espinha ilíaca para a frente e púbis para baixo;
- CM para a frente;
- antebáscula da cabeça, do tórax e da pelve, para manter o tônus da musculatura anterior da coluna, da cabeça e da pelve;
- esterno para baixo;
- ombros para a frente;
- braços para baixo;
- mãos com suave preensão;
- olhar voltado para a frente.

EXERCÍCIOS DE FORÇA DINÂMICA PARA O PARADO EM PÉ

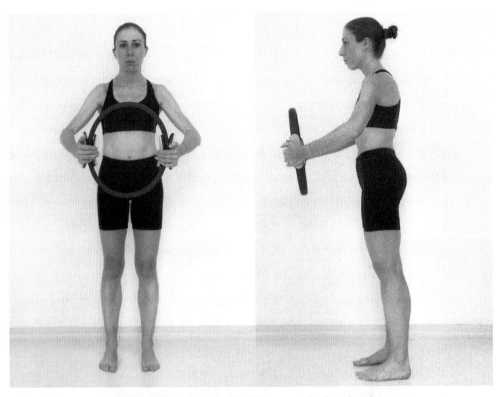

FIGURA 5.1 Em pé, apoio bipodal com apoio do calcanhar no solo e arco nas mãos com leve pressão.

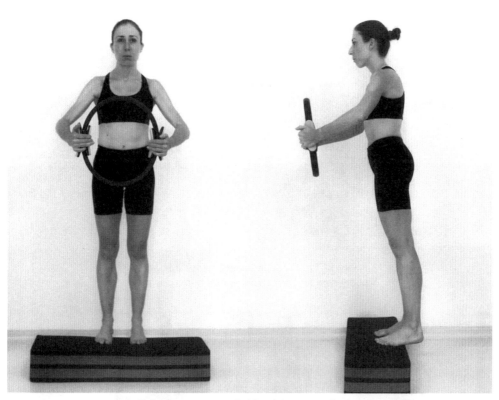

FIGURA 5.2 Em pé, no step, apoio bipodal sem apoio do calcanhar; arco nas mãos com leve pressão.

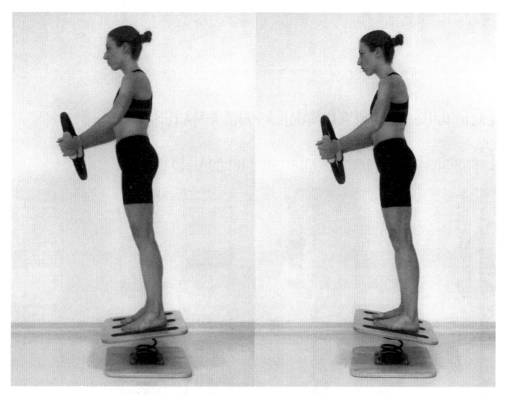

FIGURA 5.3 Em pé, na plataforma, apoio bipodal com flexão e extensão do tornozelo; arco nas mãos com leve pressão.

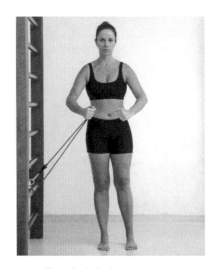

FIGURA 5.4 Em pé, de lado para o espaldar, apoio bipodal com tensor baixo e lateral numa das mãos.

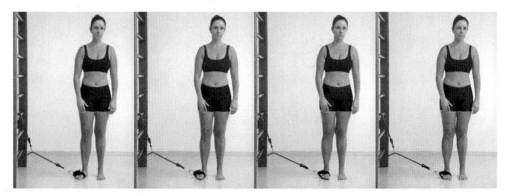

FIGURA 5.5 Em pé, adutor com tensor lateral e baixo, com o calcanhar apoiado no solo.

EXERCÍCIOS DE FORÇA DINÂMICA PARA A MARCHA

Exercícios para membros inferiores no contato inicial

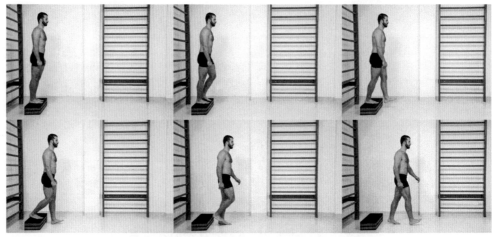

FIGURA 5.6 De cima do step para o chão, passo da caminhada com o CM sobre o pé que toca o solo.

5 EXERCÍCIOS DE FORÇA DINÂMICA

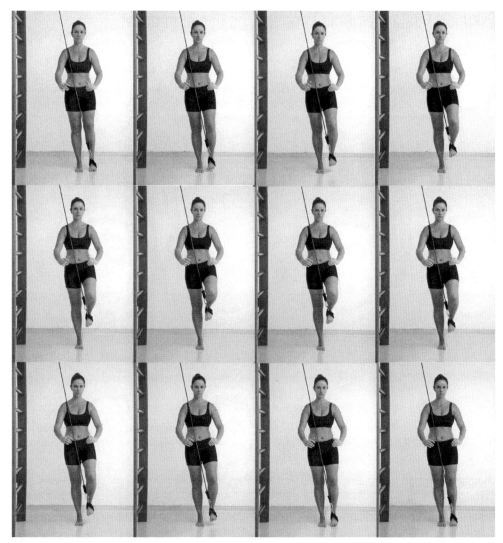

FIGURA 5.7 Em pé, de lado para o espaldar, flexão e extensão do joelho e quadril com tensor alto.

Exercícios para membros inferiores no apoio unipodal

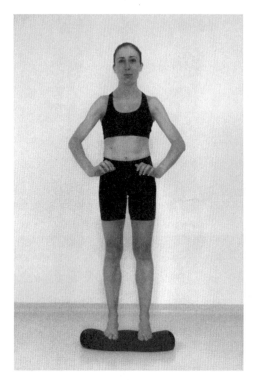

FIGURA 5.8
Em pé, sobre o rolinho, apoio bipodal.

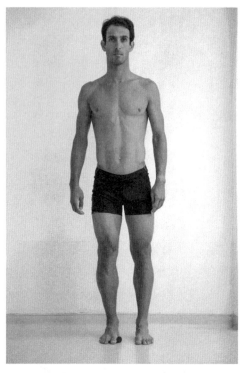

FIGURA 5.9 Em pé, pressão da cabeça do primeiro metatarso na bolinha de silicone.

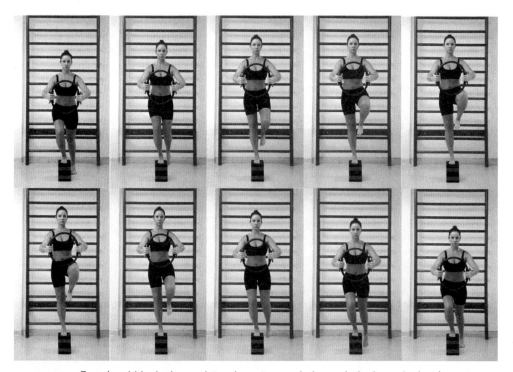

FIGURA 5.10 Em pé, subida do degrau lateral com tensor baixo no lado do apoio do pé no step.

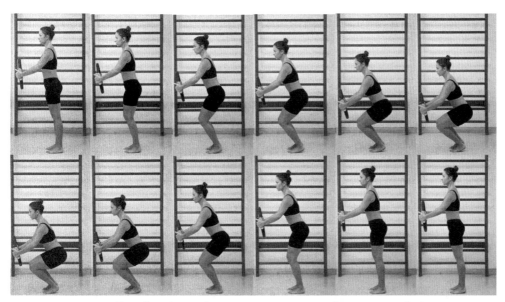

FIGURA 5.11 Em pé, meio agachamento com arco nas mãos com pressão leve.

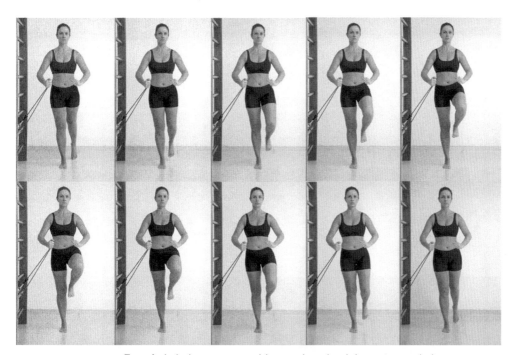

FIGURA 5.12 Em pé, de lado para o espaldar, apoio unipodal com tensor baixo.

Exercícios para membros inferiores no duplo apoio final

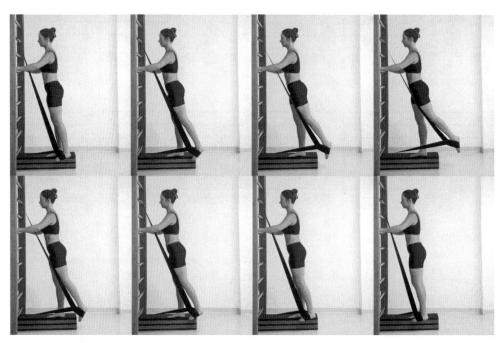

FIGURA 5.13 Em pé, extensão do quadril com elástico no antepé.

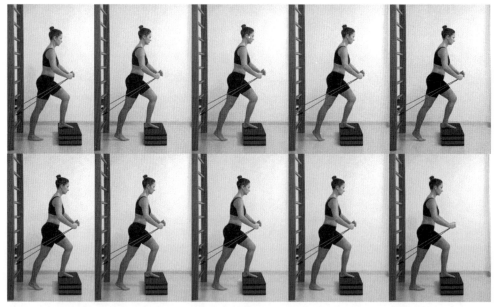

FIGURA 5.14 Em pé, passada parada com movimento do braço da caminhada.

Exercícios para os membros inferiores na oscilação

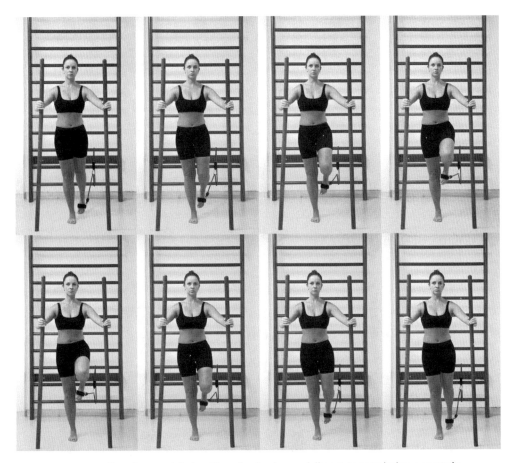

FIGURA 5.15 Em pé, com dois bastões, flexão do quadril com tensor baixo e por trás.

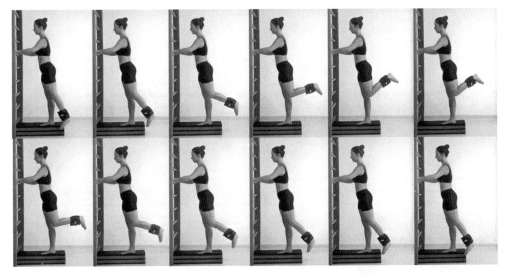

FIGURA 5.16 Em pé, flexão de joelho com caneleira.

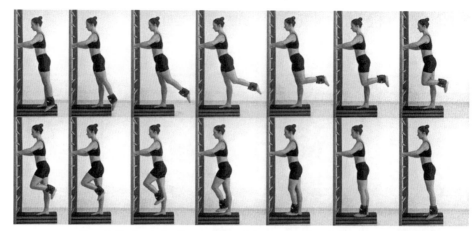

FIGURA 5.17 Em pé, flexão do joelho com caneleira e com giro do membro inferior no ar.

Exercícios para a pelve

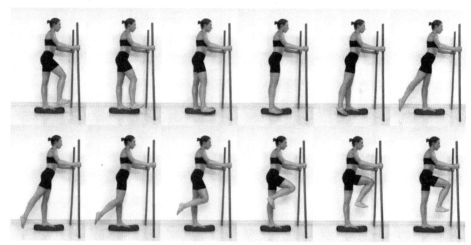

FIGURA 5.18 Em pé sobre o rolinho, passada completa com dois bastões.

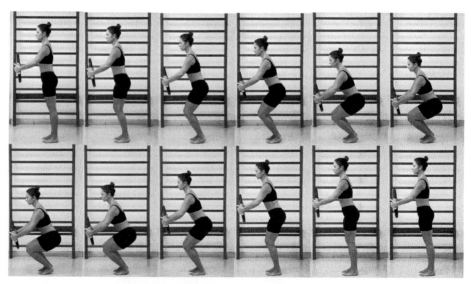

FIGURA 5.19 Meio agachamento.

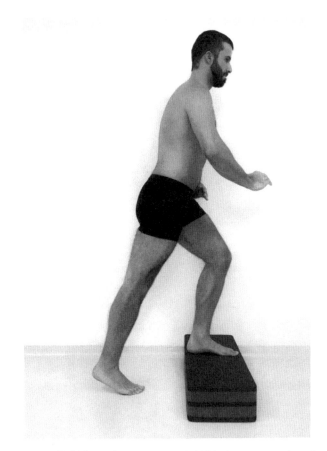

FIGURA 5.20 Subida no degrau com estabilidade e avanço da pelve.

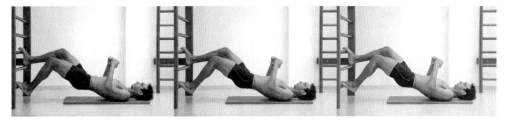

FIGURA 5.21 Elevação da pelve unipodal com pé no espaldar.

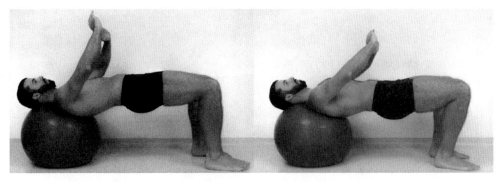

FIGURA 5.22 Apoiado na bola suíça, sustentação estática da pelve.
A) Execução incorreta, por acentuar a lordose lombar. B) Execução correta.

Exercícios para o tronco

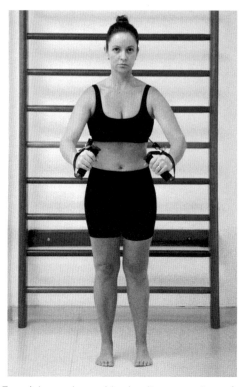

FIGURA 5.23 Em pé, braço de corrida simultaneamente a pés paralelos.

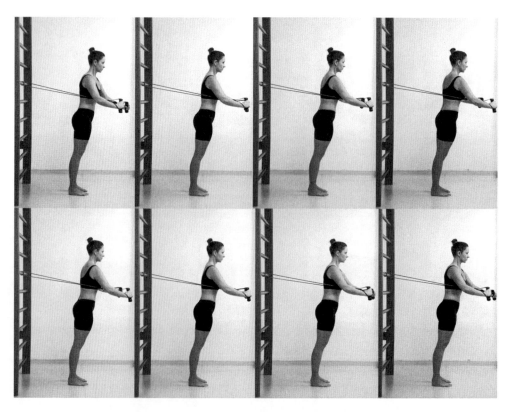

FIGURA 5.24 Em pé, braço de corrida alternadamente com pés paralelos.

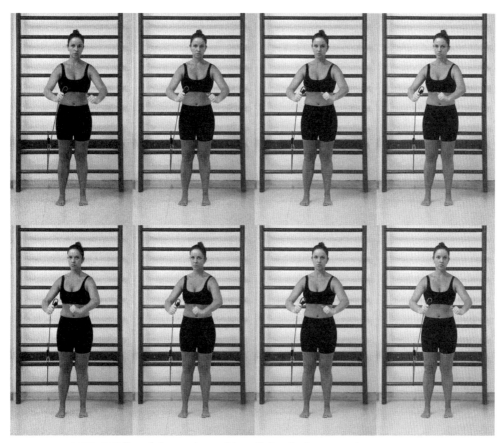

FIGURA 5.25 Em pé, braço de corrida unilateral e tensor no braço que recua.

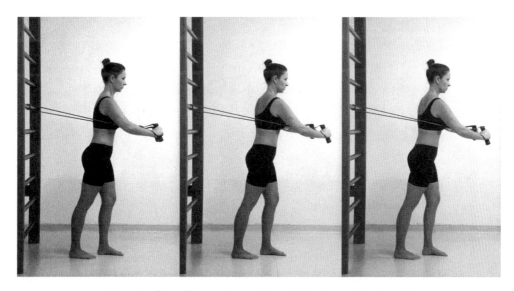

FIGURA 5.26 Em pé, braço de corrida unilateral com afastamento anteroposterior dos pés e tensor no braço que avança.

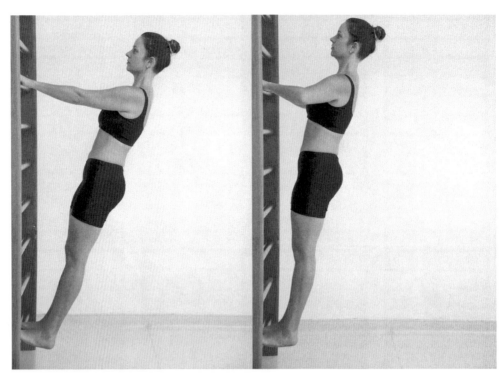

FIGURA 5.27 Em pé, no espaldar, remada.

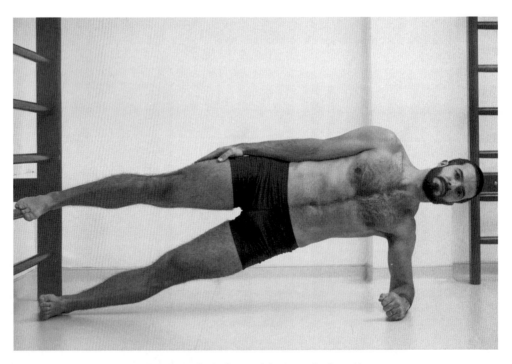

FIGURA 5.28 De lado, no chão, prancha lateral.

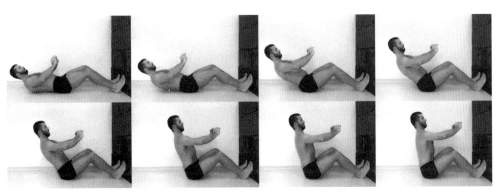

FIGURA 5.29 Deitado, abdominal simétrico.

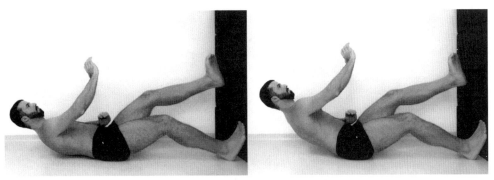

FIGURA 5.30 Deitado, abdominal assimétrico.

Referências bibliográficas

Barreiros, J.; Melo, F.; Sardinha, E. B. (orgs.). *Percepção e acção III*. Lisboa: FMH, 2000.

Barreiros, J. et al. *Desenvolvimento e aprendizagem: perspectivas cruzadas*. Lisboa: FMH, 2004.

Basso, L.; Tani, G. *Fases da aprendizagem motora: um texto didático*. Texto não publicado.

Bertazzo, I. *Corpo vivo – Reeducação do movimento*. São Paulo: Sesc-SP, 2010.

Cadima, F. et al. "Sensibilidade cinestésica e aprendizagem motora em crianças e jovens". In : Barreiros, J.; Melo, F.; Sardinha, E. B. (orgs.). *Percepção e acção III*. Lisboa: FMH, 2000, p. 56-74.

Chapman, A. *Biomechanical analysis of fundamental human movements*. Champaign: Human Kinetics, 2008.

Chaui, M. S. *Convite à filosofia*. São Paulo: Ática, 2005.

Dart, R. A. *Adventures with the missing link*. Nova York: Harper and Brothers, 1959.

Darwin, C. *The descent of man, and selection in relation to sex*. Londres: John Murray, 1871.

Etkin, W. "Social behavior and the evolution of man's mental faculties". *The American Naturalist*, v. 88, 1954, p. 129-42.

Fairbrother, J. *Fundamentals of motor behavior*. Champaign: Human Kinetics, 2010.

Godinho, M. et al. *Controlo motor e aprendizagem*. Lisboa: FMH, 2002.

Hearn, E. *Você é tão jovem quanto sua espinha*. São Paulo: Pioneira, 1964.

Holanda. S. B. de. *Caminhos e fronteiras*. São Paulo: Companhia das Letras, 1994.

Hunt, K. D. "The evolution of human bipedality: ecology and functional morphology". *Journal of Human Evolution*, v. 26. 1994, p. 183-202.

Kirschmann, E. *Das Zeitalter der Werfer: eine neue Sicht des Menschen*. Hanover: Kirschmann, 1999.

Lovejoy, C. O. "A biochemical view of the locomotor diversity of early hominids". In: Jolly, C. J. *Early hominids of Africa*. Nova York: St. Martin's Press, 1978, p. 403-29.

Magill, R. A. *Aprendizagem motora: conceitos e aplicações*. São Paulo: Blucher, 2001.

McGill, S. *Low back disorders*. 2. ed. Champaign: Human Kinetics, 2007.

Massada, L. *O bipedismo no Homo sapiens – Postura recente*. Lisboa: Caminho, 2001.

Mendonça, M. E. *Ginástica holística*. São Paulo: Summus, 2000.

Niemitz, C. *Das Geheimnis des aufrechten Gangs – Unsere evolution verlief anders*. Munique: C. H. Beck, 2004.

Pedersen, B. K.; Febbraio, M. A. "Muscles, exercise and obesity: skeletal muscle as a secretory organ". *Nature Reviews Endocrinology*, v. 8, ago. 2012, p. 457-65.

Perry, J. *Análise de marcha: marcha normal*. v. 1. São Paulo: Manole, 2005.

Piret, S.; Béziers, M. M. *A coordenação motora: aspecto mecânico da organização psicomotora do homem*. São Paulo: Summus, 1992.

Prado; W. L. *et al.* "Obesity and inflammatory adipokines: practical implications for exercise prescription". *Revista Brasileira de Medicina do Esporte*, v. 15, n. 5, set.-out. 2009.

Queiroz, L. *Corpo, dança e consciência: circuitações e trânsitos em Klauss Vianna*. Salvador: EdUFBA, 2011.

Ramos, Luciano. *José de Anchieta: poeta e apóstolo*. São Paulo: Paulinas, 2003.

Sant, J. R. *Metodología y técnicas de atletismo*. Barcelona: Paidotribo, 2005.

Santos, S. "Desenvolvimento motor ao longo da vida". In: Barbanti, V. J. *et al.* (org.). *Esporte e atividade física: interação entre rendimento e saúde*. São Paulo: Manole, 2002, p. 339-49.

Santos, S. "Desenvolvimento motor ao longo da vida". In: Barbanti, V. J. *et al.* (org.). *Esporte e atividade física: interação entre rendimento e saúde*. São Paulo: Manole, 2002, p. 339-49.

Santos, S.; Dantas, L.; Oliveira, J. A. Desenvolvimento motor de crianças, de idosos e de pessoas com transtornos da coordenação. *Revista Brasileira de Educação Física e Esporte*, v. 18, n. 15, 2004.

Seluianov, V.; Dias, S.; Andrade, S. *Musculação – Nova concepção russa de treinamento*. Curitiba: Juruá, 2009.

Shimamura, A. P. "Muybridge in motion: travels in art, psychology, and neurology". *History of Photography*, v. 26, n. 4, 2002, p. 341-50.

Shumway-Cook, A.; Woollacott, M. H. *Motor control: theory and practical applications*. Baltimore: Lippincott Williams & Wilkins, 1995.

Sockol, M. D.; Raichlen, D. A.; Pontzer, H. "Chimpanzee locomotor energetics and the origin of human bipedalism". *PNAS*, v. 4, n. 30, 2007.

SOLOMON, A. *Longe da árvore – Pais, filhos e a busca da identidade*. São Paulo: Companhia das Letras, 2013.

TANI, G. et al. *Educação física escolar: fundamentos de uma abordagem desenvolvimentista*. São Paulo: EPU, 1988.

VAUGHAN, C. L. "Theories of bipedal walking: an odyssey". *Journal of Biomechanics*, v. 36, n. 4, 2003, p. 513-23.

VIEL, E. *A marcha humana, a corrida e o salto – Biomecânica, investigações, normas e disfunções*. São Paulo: Manole, 2001.

WINTER, D. A. *Biomechanics and motor control of human movement*. 2. ed. Nova York: Wiley & Sons, 1990.

ZATSIORSKY, V.; KRAEMER, W. *Science and practice of strength training*. 2. ed. Champaign: Human Kinetics, 2006.

Agradecimentos

NOSSO ENCONTRO ACONTECEU EM 2006, quando frequentávamos como alunos as aulas de movimento consciente ministradas pela professora Mônica Monteiro. Ao final de determinada aula, Marcelo mostrou a Mônica um vídeo de uma maratonista correndo e analisou a filmagem dando ênfase ao gesto motor. Ela imediatamente chamou Alexandre para participar da conversa, pois sabia da afinidade de ambos nessa linha de trabalho. Começamos a nos reunir e a trocar conhecimentos e percebemos que vivíamos um momento de criação. Assim, com muita honestidade, sensibilidade e respeito, afinamos nossas ideias. Nossos encontros foram se intensificando e, após algum tempo, estruturamos essa parceria de sucesso que dura até hoje.

Criamos a força dinâmica com o objetivo de aproximar o trabalho de reabilitação ao de treinamento físico, estimulando a consciência corporal em praticantes de atividades esportivas e a organização da carga de treinamento de praticantes de atividade física com ênfase na consciência corporal. Dois mundos unidos pelo mesmo corpo.

Intuíamos que a força e o movimento interferiam na postura. Ao trabalhar com atletas de alto rendimento, pudemos observar as relações entre os movimentos repetitivos e a postura, o que nos levou a desenvolver uma série de exercícios e protocolos de trabalho na clínica.

A união do trabalho de reabilitação com o de treinamento possibilitou que o aprendizado de novos padrões motores não ficasse restrito às horas passadas na clínica. Além disso, a ideia de trabalhar com a marcha pareceu-nos a mais lógica porque queríamos que a interferência do trabalho se estendesse a gestos cotidianos. Aperfeiçoamos a ideia do desenvolvimento da transmissão de força nesses gestos e a metodologia de treinamento das fibras musculares específicas na manutenção da postura – tanto na caminhada quanto no desempenho de corredores de fundo e triatletas.

Em 2009, após conduzirmos diversos grupos de estudos e cursos sobre nosso trabalho, decidimos produzir este livro. Gostaríamos de agradecer a algumas pessoas que compartilharam de forma direta ou indireta dessa caminhada.

Ao jornalista Luciano Vaz Ferreira Ramos, pelos encontros semanais e pela contribuição à narrativa do livro.

Ao fotógrafo José Gabriel Silveira Lindoso, pela calma nas sessões intermináveis de fotos.

À fisioterapeuta Maria Emília Mendonça, pelo retoque final do livro, pelo carinho e pelos anos de troca de experiências profissionais.

Ao professor João Paulo Garrido Pimenta, pela orientação histórica.

Ao empresário Rodrigo Lacerda, por dispor de seu tempo e colaborar conosco.

A Andrea Perrotti, Berenice Chiarello, Mariana Francisca Martins Monteiro e Renata Wassermann, pela paciência e leitura cuidadosa deste livro.

À psicologa Taly Szwarcfiter e ao flautista Marcos Kielh, pelo material cedido.

À maratonista Conceição Oliveira, por ter sido a primeira atleta de alto nível a trabalhar com o método – o que resultou em importantes vitórias para ambos.

A Marcele Freire e André Ortiz, pela colaboração na elaboração das imagens.

Aos modelos fotográficos: Adriano Vasconcelos, Alexandre Semiatzh, André Kobashi de Faria, Gabriela Faria, José Antunes de Azevedo Filho (Guto), Felipe Guedes, Laura Semiatzh, Leandro Ramos, Matheus Restiffe, Pedro Vitale, Rose Terra, Tatiana Perrotti e Vivian Oliveira.

A toda a equipe da clínica Força Dinâmica, por nos ajudar no mar de horas que compuseram a produção deste livro.

Os autores

ALEXANDRE BLASS, mestre em Esporte de Alto Rendimento pela Universidade do Porto (Portugal), é formado em Esporte pela Universidade de São Paulo (USP). Seu trabalho sempre esteve ligado ao estudo do movimento humano e da metodologia do treino esportivo. É treinador de triatlo e de corrida de fundo, além de treinador de força de atletas de diversas modalidades (corrida, triatlo, natação, ciclismo, vôlei, futebol de campo e caratê). Desde 1998, orienta individualmente praticantes de atividades físicas e atletas para aperfeiçoamento de técnicas do movimento e das capacidades motoras gerais e específicas a cada modalidade esportiva. Atualmente, atende em consultório próprio, além de prestar serviço para assessorias esportivas como treinador de força e avaliador de lactato sanguíneo de atletas.

MARCELO SEMIATZH é fisioterapeuta formado pela Pontifícia Universidade Católica de Campinas. Especialista em reeducação postural e no estudo do movimento, desde 1990 trabalha com o estudo do movimento humano. Entre 1991 e 1996, trabalhou na clínica de fisioterapia do Hospital Samaritano de São Paulo. Desde 1993, atende em consultório de fisioterapia próprio, onde desenvolve trabalho de posturologia dinâmica, tratamento dos distúrbios musculoesqueléticos e acompanhamento de atletas de diversas modalidades esportivas, principalmente de corredores de fundo. Desde 1998, colabora com assessorias esportivas com o objetivo de melhorar o rendimento dos atletas, tratando e prevenindo lesões. Em 2002, iniciou trabalho específico de coordenação motora para reeducação biomecânica do gesto esportivo. Atualmente, é doutorando em Ciências da Saúde pela Universidade de São Paulo (USP).

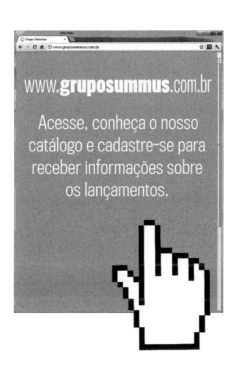

www.gruposummus.com.br

IMPRESSO NA GRÁFICA sumago
sumago gráfica editorial ltda
rua itauna, 789   vila maria
02111-031   são paulo   sp
tel e fax 11 2955 5636
sumago@sumago.com.br